中国医师协会精神科医师分会 **指导**

新型冠状病毒肺炎
心理干预实战手册

主 审 许 毅　　**主 编** 胡少华

副主编 何贵兵　石　川　刘忠纯　陈　俊　胡健波

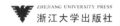

ZHEJIANG UNIVERSITY PRESS
浙江大学出版社

图书在版编目（CIP）数据

新型冠状病毒肺炎心理干预实战手册/胡少华主编
— 杭州：浙江大学出版社，2020.3（2020.5重印）
ISBN 978-7-308-20036-3

Ⅰ．①新… Ⅱ．①胡… Ⅲ．①日冕形病毒—病毒病—肺炎—心理干预—手册 Ⅳ．①R395.6-62

中国版本图书馆CIP数据核字（2020）第028777号

新型冠状病毒肺炎心理干预实战手册

胡少华　主编

责任编辑	张　鸽　张凌静　殷晓彤
责任校对	殷晓彤
美术编辑	程　晨
出版发行	浙江大学出版社
	（杭州市天目山路148号　　邮政编码　310007）
	（网址：http://www.zjupress.com）
排　版	杭州林智广告有限公司
印　刷	虎彩印艺股份有限公司
开　本	880mm×1230mm　1/32
印　张	6.25
字　数	150千
版 印 次	2020年3月第1版　2020年5月第2次印刷
书　号	ISBN 978-7-308-20036-3
定　价	29.00元

　　2020 年岁逢庚子年，岁运并临，在辞旧迎新之际，一场由新型冠状病毒导致的疫病席卷全国，严重威胁人民群众的健康，并对社会正常秩序造成了广泛的影响。患病者积极与病毒对抗，未感染者主动自我隔离或者勇于支援或参与患者的救治。面对这样的疫情，我们没有退缩，大家齐心协力，其中冲在抗疫第一线的是包括感染、急诊、呼吸、重症等专业在内的广大医务人员。而此时，心理医生不能缺位，患者和大众以及医务人员的自身心理问题均需要得到及时疏导。

　　这场疫情的发生是大家始料未及的，它进展迅速、波及范围广，没有人预先有防备，所以对个体来讲它是应激性的。不管是自己被感染还是目睹他人受侵害，人们都承受着巨大的压力，身体和心理也会做出各种各样的反应。作为工作在抗疫一线的心理医生，我们亟须了解这种新型冠状病毒可能导致的身心反应以及随之出现的应激相关精神障碍，同时我们最好还能及时接收到工作在抗疫一线的其他心理医生的经验分享。

　　浙江大学医学院附属第一医院精神卫生科医务人员一直工作在抗疫第一线，科室的心理治疗小组联合浙江大学心理与行为科学系，并邀请了奋战在武汉医疗一线和定点医院隔离病房的精神科同行，包括北京大学第六医院的石川教授、武汉大学人民医院的刘忠纯教授、上海交通大学医学院附属精神卫生中心陈俊教授等，共同编写了这本针对新型冠状病毒肺炎患者的心理干预实战手册。

本书面向抗疫一线的心理专业人士，主要用于处理感染者、疑似感染者、感染者家属、抗疫医务人员产生的心理不适及相关问题。本书的优点在于这是由一线心理医生写就的经验分享，内容涵盖针对新型冠状病毒肺炎患者的心理评估方法、干预方案和常见技术，更有极其珍贵的现场心理干预的成功案例经验。

　　面对疫情，我们互相帮助；面对未知，我们分享经验、总结教训。愿本书能给当下尝试改变困境的"逆行者"们带来少许的指引，加持温煦的力量。

武汉大学人民医院

2020 年 2 月 19 日

　　2020 年（农历庚子鼠年）春节前，新型冠状病毒感染所致的
肺炎疫病从武汉暴发，而后肆虐中国大地。这种病毒的高度传染性
和危害性给民众造成了恐慌的情绪。但在疫情面前，广大的医护人
员再次展现出为了挽救生命而无畏生死的高风亮节，成为中华民族
勇敢的白衣"逆行者"和"生命守护者"。

　　面对新型冠状病毒肺炎疫情的严峻形势，党中央、国务院高度
重视，迅速成立中央应对新冠肺炎疫情工作领导小组，对疫情防控
特别是患者治疗工作进行了研究、部署和动员。习近平总书记做出
重要指示，强调要把人民群众的生命安全和身体健康放在第一位，
把疫情防控工作作为当前最重要的工作来抓。党中央已经发出了全
国抗击疫情的总动员，抗疫战争在全国各地打响。疫情就是命令，
防控就是责任！各级党委和政府必须按照党中央决政策和部署，全
民动员，全面部署。全国各省（区、市）也相继启动了突发公共卫
生事件 I 级响应，并采取有力措施，疫情防控工作有序开展。

　　持续发展的疫情不仅威胁着民众的身体健康，而且也侵蚀着民众
的心理健康。日渐攀升的确诊病例和关于疫情的相关信息开始让大家
惶惶不安。广大的医护人员奋战在一线，除了与新型冠状病毒抢时间
之外，还要安抚那些心理恐慌的患者及民众。但是，由于医护人员缺
乏应对心理危机的干预技巧和经验，所以当下解决医护人员和患者的
心理问题就与防控疫情紧紧联系在一起。为贯彻落实国家卫生健康委
员会疾病预防控制局发布的《关于引发新型冠状病毒感染的肺炎疫情
紧急心理危机干预指导原则的通知》，我们对心理危机干预工作做出

积极响应，启动了心理危机干预工作预案，并策划编写一本供临床医务人员和精神心理专业人员操作使用的实战手册。

为此，主编单位浙江大学医学院附属第一医院联合浙江大学心理与行为科学系、武汉大学人民医院、北京大学第六医院、上海市精神卫生中心等单位一同编写了这本《新型冠状病毒肺炎心理干预实战手册》。本书编者都是活跃在临床一线的精神心理学专家，其中很多专家在武汉开展支援抗疫工作的同时，热心参与本书的编写工作，非常令人感动！非常感谢他们对本次编写工作做出的积极响应及付出的心血，本书才能在半个月内完成策划、组织和定稿工作。

本书的编写得到了中国医师协会精神科医师分会的支持和认可，会长王高华教授亲自为本书作序；同时也得到了浙江大学及浙江大学医学院附属第一医院领导的大力支持和配合，感谢许毅教授为此倾注了大量心血，对本书进行审稿并提出了专业性建议。此外，也非常感谢浙江大学出版社的大力支持，尤其是本书责任编辑认真、严谨的工作和指导给了我们很大的帮助。

本书侧重于临床实战和可操作性，服务对象为精神科医生、心理治疗师、心理咨询师及社会工作者等。本书提供了在一线使用的整合式心理干预方案、临床案例、原创的音频和视频科普资料等，供大家参考使用。

由于时间与水平有限，书中难免存在疏漏与不足之处，恳请读者批评指正。

浙江大学医学院附属第一医院精神卫生科
2020 年 2 月 19 日

4

目 录
CONTENTS

第一章

突发公共卫生事件概述

CHAPTER 1

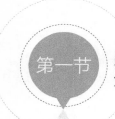

突发公共卫生事件的特征、分类、分级与发展阶段

2003 年 5 月国务院颁布的《突发公共卫生事件应急条例》将突发公共卫生事件定义为"突然发生，造成或者可能造成社会公众健康严重损害的重大传染性疾病疫情、群体性不明原因疾病、重大食物和职业中毒以及其他严重影响公众健康的事件"。2006 年 1 月国务院颁布的《国家突发公共事件总体应急预案》将突发公共事件分为自然灾害、事故灾难、公共卫生事件和社会安全事件四类。因此，突发公共卫生事件属于突发公共事件中的一类。2019 年 12 月底，在湖北武汉暴发的新型冠状病毒，在中国快速传播，紧接着海外多个国家或地区也相继出现感染病例。2020 年 2 月 11 日，世界卫生组织（World Health Organization，WHO）将此次新型冠状病毒感染引起的临床综合征命名为 2019 冠状病毒疾病（Corona Virus Disease 2019，COVID-19），国内称之为"新型冠状病毒肺炎"，简称"新冠肺炎"。此次疫情已构成突发公共卫生事件。

一）突发公共卫生事件的主要特征

突发公共卫生事件的主要特征有突发性、公共性、分布差异性、危害性及处理的复杂性和综合性等。

（一）突发性

突发公共卫生事件往往是突如其来的，其发生的时间、地点、发展速度、趋势甚至最后的结局都是不易预测的，有的甚至不可预测，因此人们难以及时预防。

（二）公共性

公共性，也称群体性、广泛性，指突发公共卫生事件有较大的影响范围，一旦具备传染源、传播途径以及易感人群三个基本流通环节，就可能毫无地域界限地广泛传播，并且常常会波及全人群，尤其是儿童、妊娠期妇女、老年人及体弱多病群体。

（三）分布差异性

突发公共卫生事件在不同时间和空间的发生、发展具有差异性显著，时空分布规律不明显。

（四）危害性

突发公共卫生事件往往后果较为严重，不仅损害公众的身心健康，而且会造成严重的社会经济损失，并且容易引起舆论哗然、社会惊恐不安，甚至损害国家或地区形象。

（五）处理的复杂性和综合性

突发公共卫生事件往往成因复杂、种类复杂、影响复杂，其现场抢救、控制和转运救治、原因调查和善后处理等涉及多系统、多部门，甚至需要国内外联动，政策性强，必须在政府统一指挥、综合协调下，全社会共同协作。

二）突发公共卫生事件的分类和分级

（一）分 类

突发公共卫生事件的分类方法有以下几种。

1. 根据引起紧急状态的原因

根据引起紧急状态的原因，突发公共卫生事件分为以下两类。①由自然灾害引起的突发公共卫生事件。②由人为因素或社会动乱引起的突发公共卫生事件。

2. 根据公共卫生事件的具体原因

根据公共卫生事件的具体原因，突发公共卫生事件分为以下六类。①生物病原体所致：主要指传染性疾病、寄生虫病、地方病区域性流行、暴发流行或出现死亡，预防接种或预防服药后出现群体性异常反应，群体性医院感染等。②食物中毒事件：指人摄入含有生物性、化学性有毒有害物质或把有毒有害物质当作食物摄入后出现的急性或亚急性非传染性疾病，属于食源性疾病的范畴。③有毒有害因素污染造成的群体中毒：有毒有害因素污染，如水体污染、大气污染、放射污染等所致的公共卫生事件，波及范围相对较广。④自然灾害：主要指地震、台风、海啸、泥石流、火山爆发等的突然袭击，引起传染性疾病的发生和流行。⑤意外事故引起的伤亡：如煤矿塌陷、瓦斯爆炸、飞机坠毁等重大意外事故。⑥不明原因引起的群体发病或死亡。

（二）分 级

关于突发公共卫生事件的分级，虽未见专门规定，但《国家突发公共事件总体应急预案》将各类突发公共事件按其性质、严重程度、可控性和影响范围等因素，分为 I 级（特别重大）、II 级（重大）、III 级（较大）和 IV 级（一般）四个等级。这种分级也适用于突发公共卫生事件。

COVID-19 疫情发生后，我国大多数省份第一时间发布了 I 级响应。一般来说，有下列情形之一的为 I 级（特别重大）突发公共卫生事件：①肺鼠疫、肺炭疽在大、中城市发生并有扩散趋势，或肺鼠疫、肺炭疽疫情波及 2 个以上省份，并有进一步扩散的趋势。②发现重症急性呼吸综合征（severe acute respiratory syndrome，SARS）、人感染高致病性禽流感病例，并有扩散趋势。③出现涉及多个省份的群体性不明原因疾病，并有扩散趋势。④发生新传染性疾病或有我国尚未发现的传染性疾病发生或传入，并有扩散趋势；或发现我国已消灭的传染性疾病重新流行。⑤发生烈性病菌株、毒株、致病因子等丢失事件。⑥周边以及与中国通航的国家或地区发生特大传染性疾病疫情，并在我国出现输入性病例，严重危及我国公共卫生安全。⑦国务院卫生行政部门认定的其他特别重大突发公共卫生事件。

三 突发公共卫生事件的发展阶段

突发公共卫生事件的发生、发展一般经历五个时期，包括潜伏期、暴发期、高峰期、缓解期和消退期。

1. 潜伏期

潜伏期是突发公共卫生事件发生前的平常期，也是应急预防的关键时期。在此时期，突发公共卫生事件的征兆不断出现，但未造成损害或损害很小。因此，我们需要立即采取紧急应变措施，动员紧急救援人员待命，发布预警消息，协助群众做好应对准备。

2. 暴发期

暴发期是突发公共卫生事件的危害期，事件急速发展、态势日趋严峻。不同性质突发公共事件的暴发期长短不一，如地震的发生可能只有数秒，而传染性疾病暴发可能连续数月。随着事态逐渐升级，对社会的冲击危害逐渐变大，引起社会普遍关注，产生较强震撼力。

3. 高峰期

高峰期，突发公共卫生事件造成的人员、物力损失持续在较高水平，直至损失开始明显下降。

4. 缓解期

缓解期，突发公共卫生事件造成的损失逐渐减小，但缓解时间长短不一，有形损失易恢复且较快，无形损失特别是心理影响的恢复需要很长时间。在此时期，整体事态得到初步控制，但未得到彻底解决。

5. 消退期

消退期是突发公共卫生事件的平息期和重建期。受灾地区恢复正常秩序，公共设施逐步复原，临时管控措施逐步解除，个体的生理健康和心理健康逐渐得到恢复。

四 COVID-19 疫情发展情况

2019 年 12 月以来，我国湖北省武汉市发现多起病毒性肺炎病例。2020 年 1 月 12 日，世界卫生组织将造成此次肺炎疫情的新型冠状病毒命名为"2019-nCoV"（2019 新型冠状病毒）。2020 年 1 月 23 日凌晨 2 时，武汉宣布自当日 10 时起"封城"。当天上午，浙江省率先启动突发公共卫生事件Ⅰ级响应。此后，全国多个省份陆续启动突发公共卫生事件Ⅰ级响应。1 月 25 日起，中央政治局常委会先后多次召开会议，研究部署疫情防控工作。2 月 8 日，国家卫生健康委员会（简称"国家卫健委"）将"新型冠状病毒感染的肺炎"暂命名为"新型冠状病毒肺炎"，简称"新冠肺炎"，英文简称"NCP"。2 月 11 日，WHO 将此次由冠状病毒感染导致的疾病命名为"COVID-19"。

来势汹汹的 COVID-19 疫情使得公众陷入了焦虑之中。短短半个多月时间，确诊人数持续上升。截至 2020 年 2 月 19 日 15 时，全国累计确诊人数已达 74280 人，累计死亡 2009 人。查看疫情最新进展，可扫旁边的二维码。

疫情实时
大数据报告

第二节　21 世纪以来若干突发公共卫生事件的影响、处置与启示

2003 年 SARS 事件后，世界卫生组织提出"Public Health Emergency of International Concern，PHEIC"（国际关注的突发公共卫生事件）一词，专指通过疾病的国际传播造成其他国家公共卫生风险，并有可能需要采取协调一致的国际应对措施的不同寻常的事件。自 2007 年《国际卫生条例》颁布以来，世界卫生组织宣布了 6 次国际关注的突发公共卫生事件，分别是 2009 年墨西哥甲型 H1N1 流感疫情、2014 年全球脊髓灰质炎疫情、2014 年西非埃博拉疫情、2015—2016 年巴西"寨卡"疫情、2017 开始的刚果（金）埃博拉疫情以及 2019 年底发生的 COVID-19 疫情。在这里，我们简要回顾分析两次突发公共卫生事件发生的原因、产生的影响、处置方法以及经验教训，以期有助于应对 COVID-19 疫情。

 2003 年的 SARS 疫情

（一）疫情及影响

2002 年 12 月 5 日，全球首例非典型肺炎患者在广东河源被发现，随后发现护理该患者的多名医护人员被感染。SARS 的疫情暴发期正值我国春运时期，大量的人口流动使得疫情迅速在国内蔓延，之后逐步蔓延到东南亚及欧美等地。2003 年 3 月 15 日，世界卫生组织正式将该非典型肺炎命名为 SARS。

关于 SARS 病毒的来源，2003 年科学家们鉴定出其源自一株冠状病毒，并在广东牲畜市场销售的果子狸中发现了基因类似的病毒。但随后研究发现，大量 SARS 相关冠状病毒在中国的菊头蝠中传播。这意味着致命毒株可能源自这些蝙蝠，再通过中间宿主果子狸传播给人类。2007 年，石正丽研究团队报道了对云南省一处洞穴内菊头蝠种群展开的为期 5 年的检测研究，该研究发现在一个菊头蝠种群内所含的病毒毒株中存在传播给人类的 SARS 病毒的全部基因组成分。

2003 年上半年，SARS 疫情波及我国 24 个省、区、市 266 个县（市、区）。此次疫情中，中国内地累计确诊 5327 人，死亡 349 人；同时还波及全球 4 大洲 32 个国家和地区，全球累计确诊 8439 人，死亡 812 人。直至 2003 年 6 月底 7 月初，世界卫生组织才先后将中国香港（6 月 23 日）、中国内地（6 月 24 日）、中国台湾（7 月 5 日）从疫区中除名。2003 年 7 月中旬，全球不再增加新增病例和疑似病例，疫情基本结束。

SARS 具有高传染性、高病死率的特点，严重威胁我国民众的生命安全，加之人们对其传播机制和途径并不了解，又缺乏有效的预防和治疗手段，民众的恐慌心理不断升级，出现抢购生活、防疫物资等各种应激行为。SARS 疫情不仅对民众的身心健康造成了较大伤害，还影响了我国经济发展、社会稳定和对外交往，同时也影响了全球经济。据亚洲开发银行（Asian Development Bank，ADB）统计，受 SARS 疫情影响，全球在此期间的经济总损失额达到 590 亿美元。其中，内地经济的总损失额为 179 亿美元，占当时 GDP 的 1.3%；香港的经济总损失额为 120 亿美元，占当时香港 GDP 的 7.6%。国情研究专家胡鞍钢指出，SARS 对我国农民纯收入的影响较大。相较于 2003 年第一季度 7.9% 的农民纯收入增长率，第二季度农民纯收入出现了 3.3% 的负增长。SARS 疫情对物价也有短暂冲击，还引起股市短暂下跌。由于我国被划入疫区，所以外贸、旅游等行业也受到一定的影响。

（二）处置方法

由于当时并未开发出有效的疫苗预防，也无特效药物可用于治疗，为了控制 SARS 疫情蔓延，我国主要采取隔离和检疫的控制手段，通过病例监测、患者隔离和接触者追踪观察三项主要措施，并辅以适当的公共卫生策略，切断传播途径，在短时间内有效地控制了疫情发展。

具体防控措施包括以下几个方面。①政府组织统一指挥与统筹，即政府指挥协调，动员全社会共同参与，同时加强国际协作与地区交流，控制和管理传染源。②建立严密的监测报告系统，通过分级诊疗制度，集中力量降低病死率。③切断传播途径，建立健全的传染性疾病控制及隔离措施，对暴发点和人员实现封锁和隔离。④保护易感染人群。⑤建立完善的传染防治法律法规，依法采取控制措施。

此外，为稳定经济发展，政府颁布了一系列政策以扶持受影响较大的行业，如培养新的消费热点和经济增长点，抓紧出台促进汽车生产和消费的政策，改善电信和互联网业务的消费环境，促进外贸出口和利用外资等。此外，还出台了抗击疫情的货币政策和财政政策，如保持信贷合理增长，对医疗、医药等资金需求给予支持，对疫情较重地区给予倾斜，减免受疫情影响较大的行业的税收等。

（三）经验教训

SARS 疫情蔓延的教训有多个方面。首先是认识不足。SARS 疫情初期，卫生行政部门虽然采取了一些措施，但由于没有意识到这是一场突发公共卫生事件，没有采取更严格的控制措施，导致疫情进一步蔓延。其次是疫情信息掌握不够准确。当时，由于未对传染性疾病疫情实行属地化管理，部分地区上报的信息不全面、不及时，因此无法正确判断疫情的严重性，也加剧了民众的恐慌心理。最后是当时我国疾病预防控制体系和应对机制还不够健全，难以对突发公共卫生事件形成准确预警和有效应对。

最终战胜 SARS 疫情的经验也有很多。①政府统一领导。政府的统一指挥协调，保障了各项措施的坚决落实。②群防群控。动员群众广泛参与，各类组织充分发挥作用，形成群防群控体系。③信息公开。疫情扩散后，及时通过媒体公布疫情信息，树立对人民高度负责的政府形象，消除民众恐慌心理。④依靠科学技术。广大科技工作者和医务人员努力查找病毒、病因，探索有效的治疗方法，使防控工作不断取得成效。⑤规范防治。政府及时将 SARS 作为法定传染性疾病管理，制定并公布了《突发公共卫生事件应急条例》等文件，将防治工作纳入规范化、法制化轨道。

2009 年甲型 H1N1 流感

（一）疫情及影响

2009 年 3 月，墨西哥一名 5 岁小男孩开始发烧，并伴有头痛和眼睛痛。虽然小男孩服用退烧药退烧了，但他身边的邻居们相继发烧，并且与小男孩的症状十分相似。类似的病例不断增多，这引起了墨西哥政府的关注。然而，此时疫情已经开始蔓延。4 月下旬，美国和墨西哥均有多人感染，世界各地也开始有类似感染病例的报道。4 月 25 日，世界卫生组织宣布甲型 H1N1 流感事件为国际关注的突发公共卫生事件。2010 年 3 月，全球疫情基本得到控制。8 月进入疫情后期。世界卫生组织称，截至 2010 年 6

月 11 日，甲型 H1N1 流感席卷全球，模型计算感染人数多达数千万，致死约 2 万人，给人类留下难以忘记的惨痛记忆。

2009 年 4 月，美国疾病控制与预防中心在感染者样本中发现了一种新型甲型流感病毒，该病毒的基因组是由北美猪系的 H1N1 和欧亚猪系的 H1N1 流感病毒的基因重组而成的。因此，该病毒被称作"猪源性甲型流感病毒"。随后研究发现，甲型 H1N1 流感病毒是猪流感、禽流感和人流感三种流感病毒基因重组后产生的新毒株。2009 年 4 月 30 日，为避免"猪源性甲型流感"一词对人们的误导，世界卫生组织宣布用"H1N1 型流感"替代"猪源性甲型流感"，中国则按自己习惯将其称为"甲型 H1N1 流感"。

从 2009 年 3 月开始，甲型 H1N1 流感波及全球，给全球造成了巨大震动，其中墨西哥所受影响较为严重，所有学校停课，大型集会活动取消，餐厅、酒吧、歌厅等商业娱乐场所停业。此次疫情对我国也产生了较大影响。据卫生部网站 2010 年 4 月 2 日通报，截至 2010 年 3 月 31 日，我国 31 个省份累计报告甲型 H1N1 流感确诊病例 12.7 万余例，其中境内感染 12.6 万例，境外输入 1228 例，死亡病例 800 例。我国经济也受到了一定的影响。2009 年正值金融危机之后，我国经济复苏的基础尚未夯实，甲型 H1N1 流感的暴发对旅游、航空、外贸等行业产生了不良影响。并且由于此次流感源于猪，这使得猪肉价格在短时间内大幅下跌，农民收入进一步降低。

（二）处置方法

世界卫生组织及时警示了这场疫情的严重性。2009 年 4 月 27 日，世界卫生组织宣布流感大流行警戒级别为 4 级；4 月 29 日，又将警戒级别提高到 5 级；6 月 11 日，再将警戒级别升为 6 级。这是世界卫生组织近 40 年来首次将警戒级别提升到 6 级。

我国第一时间响应了应急机制，并采取了一系列措施。①成立应对甲型 H1N1 流感联防联控工作机制。在世界卫生组织通报疫情后，我国迅速成立了由卫生部牵头、33 个部门参与的应对甲型 H1N1 流感的联防联控工作机制。在防控工作中，始终坚持科学防控，基于疫情形势的动态分析和专家组的深入论证，采取有效控制措施。②采取严格的口岸出入境检验检疫措施。因为疫情始发于国外，所以我国政府在疫情初期采取了极严格的口岸出入境检验检疫措施，包括登机检疫、体温检测、健康申报等工作，并对密切接触者实行严格的医学隔离。③加强对密切接触者的管理。为防止疫情传播蔓延，卫生部门在对病例实行定点医疗机构隔离治疗的同时，对密切接触者进行医学隔离观察。④加强监测和报告。进一步扩大完善流感监测网络，提高监测水平，动态监测全国流感流行病学和病原学特征变化，并加强流感样病例监测。⑤不断调整和完善病例诊断和治疗。随着对疾病认识的不断深入，疾病诊断和治疗措施也在不断地调整和完善。一方面，根据确诊病例的轻重程度采取分级治疗，定点医疗机构主要收治重症病例及高危人群，而对轻症病例则采取居家隔离治疗的方法。另一方面，我国在治疗方法上积极发挥中医药的作用。⑥积极研发甲型 H1N1 流感疫苗，开展疫苗接种工作。2009 年 5 月 27 日，世界卫生组织确定甲型 H1N1 流感疫苗生产用毒株，并将其发放至世界各国的疫苗生产企业。2009 年 9 月初，我国生产的甲型 H1N1 流感疫苗通过专家审评，获批正式投产并用于人体接种，中国成为全球第一个可以应用甲型 H1N1 流感疫苗的国家。

（三）经验教训

甲型 H1N1 流感事件是我国继 2003 年 SARS 事件之后最严重的突发公共卫生事件。我国借鉴 SARS 事件的处置经验并吸取了当时的教训。除了在第一时间启动应急管理体系，政府还在舆论引导方面发挥了巨大的作用。相较于 SARS 事件，我国政府在处置本次事件时积极主动回应舆情，公开疫情信息，有理有力地应对国际舆论，在一定程度上避免了社会民众的恐慌，稳定了社会局面，未造成严重后果。

三 对公共卫生事件处置的几点启示

以往处置突发公共卫生事件的经验教训为我们提供了若干重要启示。应对突发公共卫生事件，应当遵循预防为主、常备不懈的方针，贯彻统一领导、分级负责、反应及时、措施果断、依靠科学、加强合作的原则。科学有效地应对突发公共卫生事件，还应注意以下几个方面。

（一）高度重视，尽早处理

有关部门应高度重视突发公共卫生事件可能的发展态势和后果的严重性，不可掉以轻心，不可存有侥幸心理。各方面措施宜早不宜迟。一旦出现疫情，就应对相关病例做到早发现、早诊断、早隔离、早治疗。

（二）及时、全面、准确地掌握实情

及时、全面、准确地把握突发公共卫生事件的真实情况，是正确处置突发公共卫生事件的基本保证。有关部门要通过多种方法和渠道，全方位获取突发公共卫生事件的相关数据和信息，并进行交叉验证与核实，以保证对突发公共卫生事件风险的准确评估。

（三）信息公开

加强信息公开，让民众及时掌握突发公共卫生事件的相关信息，避免因信息不透明引发不必要的民众恐慌。

（四）以科学理性的态度应对

公共卫生事件的应对涉及多个学术领域的专业性工作，应坚持以科学方法解决专业性问题。各层级各方面都应保持应有的理性态度，既不可低估风险，也不必高估风险；既不可反应不足，也不必反应过度；既不可过度乐观，也不必过度悲观。要充分尊重专业人士特别是高级别专家组的意见和建议。

（五）统一领导、果断决策、有力执行

强化统一领导机制，避免政出多门和相互抵触。对出现的新情况、新问题，有关部门应迅速做出反应，坚持科学、民主的原则，依法果断决策，抢占先机，把握主动权，避免因优柔寡断而贻误战机。执行部门应切实担责，确保政令畅通，落实措施不懈怠、不走样。

（六）做好舆论引导和民心稳定工作

舆论混乱或不实言论传播会引发民众恐慌，进而导致事件处置工作陷入被动状态，因此要做好舆论引导和民心稳定工作。

（七）资源保障与统筹协调

充分的人力、物力、财力等资源保障是至关重要的。应设法保障医用物资和民用物资的供给，提高生产和运输能力，重视资源筹集的前瞻性和资源配置的科学性。统筹协调各方面资源，集中优势力量解决关键问题。

（八）重视高新技术的运用

重视运用大数据、人工智能等高新技术手段处理突发公共卫生事件，以提高事件应对工作的质量和效率。

（九）重视医学手段与心理学措施的结合

人的身体健康和心理健康是相互影响的。科学应对疫情既需要医学的手段，也需要心理学的方法。

（十）发挥党员干部先锋的模范作用，提高群众参与群防群控工作的积极性

党员干部冲锋在前，能起到模范带头作用。建立和运行分类管理、分级负责和属地控制体系。完成工作量巨大的群防群控工作，需要社区网格员和各方面民众的积极参与。

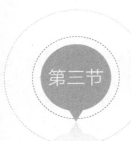

第三节 突发公共卫生事件对不同人群的心理影响

　　当社会面临公共危机时，人们的生命财产安全和生活秩序会受到威胁。尤其在发生重大突发公共卫生事件时，由于对事件起因和有效应对方法的未知，对事态发展的不确定，所以人群中容易弥漫焦虑、恐惧、愤怒、内疚、自责和无助等负面情绪，一些人甚至出现盲从、强迫、回避、攻击、抢购等非理性行为。这些负性心理和行为，如同另一种极具传播力和危害性的"病毒"，不仅蚕食人的身心健康，而且会极大地妨碍疫情防控工作的有序推进。2009年，《综合医院精神病学》（*General Hospital Psychiatry*）刊登的一篇题为"Was SARS a Mental Health Catastrophe?"的文章让人们认识到突发公共卫生事件不仅损害人们的身体健康，而且也给心理和精神卫生造成灾难。因此，关注突发公共卫生事件对社会群体和个体的心理影响，并采取有效的心理干预措施，是至关重要的。

　　突发公共卫生事件在不同发展阶段对不同人群可能产生多方面不同程度的心理影响。

 确诊和疑似患者的心理问题

　　确诊患者和疑似患者可能出现多种心理症状，较为典型的如急性应激障碍（acute stress disorder, ASD）。应激是个体针对意识到的重大变化或威胁而产生的身心整体性调适反应。适度的应激能提高人体的警觉性和防御能力，但对于确诊患者和疑似患者来说，"被确诊或有很大风险感染重大传染性疾病"是一个重大的应激源，很可能造成过度应激反应。

（一）情绪方面

焦虑和恐惧是最常出现的情绪性应激反应。患者在预期将要发生危险或不良后果时，会表现出紧张、恐惧、担忧等情绪状态。对确诊患者来说，随着病程变化，尤其是当病情恶化时，患者开始失去信心，甚至会产生悲观厌世的想法。与确诊患者相比，疑似患者最突出的心理特征是不确定感。自身的健康状况摇摆于正常与危险之间的巨大不确定感，会加剧患者的焦虑和恐惧情绪，甚至会使患者变得敏感多疑。

（二）认知方面

患者在过度应激状态下容易出现灾难化认知，尤其在信息化时代，面对扑面而来的真真假假的疫情信息，患者更关注负面的、消极的事件报道，进而会过度夸大应激事件的潜在消极后果。

（三）行为方面

患者容易在应激防御期出现回避行为（如拒绝治疗）或过度依赖行为（如渴望他人的支持和照顾）。随着应激程度的上升，严重者会出现精神病性症状，甚至出现冲动、攻击行为以及危害社会公共安全的行为。

二）一线抗疫人员的心理问题

一线抗疫人员主要指处于防控斗争第一线的医护人员、公安民警和社区网格员等。他们不仅要承受长时间高强度工作的压力，而且还面临与患者近距离接触带来的感染风险，以及承受与亲人分离和工作不被理解的痛苦。

（一）情感方面

高强度和高风险工作使一线抗疫人员容易出现耗竭（burnout）、恐惧、焦虑、烦躁的情绪反应。研究发现，疫情期间，一线医护人员需注意力高度集中地进行长期超负荷工作。在极端压力条件下，他们容易产生烦躁、易怒、沮丧等强烈的情绪反应，或出现疲惫、无力感、丧失热情、去人格化、低成就感等心理耗竭症状。

（二）认知和行为方面

一线抗疫人员持续处于过度紧张和疲劳状态，容易出现注意力不集中、反应迟钝等情况；同时，面对疫情不断发展、死亡病例增加，加之目睹身边同事被感染或被工作压垮，他们可能因身心压力过度而出现深度疲劳、失眠、头昏眼花、厌食、消化不良、肌肉疼痛、僵直等躯体症状，以及敏感、易怒、情绪不稳、意义感和自我评价降低、工作消极厌倦以及人际关系僵化等心理和行为问题，进而导致医护质量和患者满意度下降，以及医疗错误率升高和医疗事故发生风险增加。

 密切接触者和隔离观察者的心理问题

密切接触者一方面直接接触过感染者，另一方面又缺乏足够的防护意识和知识。得知自己直接接触过感染者后，出现焦虑不安、恐惧、自责、愤怒、后悔、侥幸心理等，这都是自然和正常的心理反应。而反刍思维会使他们反复回忆与患者接触的细节，加剧负性情绪体验。过分关注自己的身体变化则会产生疑病症状，并出现反复清洗消毒等强迫行为。加之后续会被医学隔离，造成原有生活、工作秩序被打乱，行动和社会交往被限制，且病情发展方向不明，会出现更多的焦虑、恐惧、沮丧、绝望等情绪反应和一些适应性症状。有研究表明，在 SARS 疫情期间，隔离观察者中有 93.87% 存在焦虑症状，有 91.17% 存在恐惧情绪。在负性情绪支配下，密切接触者对事物的看法也容易发生扭曲。一些人容易过度担心患病，过分关注和夸大事件的消极结果，甚至出现乱吃药的行为；也有一些人则过度乐观，盲目认为自身不可能感染而擅自离开隔离场所。

四 普通民众的心理问题

普通民众看似属于疫情中最幸运的群体，但是仍然会因过度摄入疫情信息等而受影响，加之原有的工作和生活被打乱，甚至行为活动受限制等，容易产生过度恐慌、愤怒、过度关注、消极应对或过度反应、过度悲观或乐观等，也容易信谣传谣、祈祷神明、抢购物资等。

此时，有效地心理健康教育和及时地舆论引导显得尤为重要。信息不对称、不及时和信息失真通常是引发恐慌和愤怒的重要原因。随着疫情防控措施不断升级，确诊人数不断上升，身边人不断传递出焦虑情绪，这些情况可能诱发部分民众出现抑郁症状。特别应关注曾有过心理和精神疾病病史的人群，密切监测疫情对他们的影响。此外，面对疫情，保持信心和适度乐观是必要的，但是也有部分民众抱持过度乐观和侥幸心态，进而放松警惕，增加自己和他人的患病风险。

总之，COVID-19 疫情防控已进入关键阶段，面对已持续较长时间的疫情，各类人群一直紧绷的心理状态也越来越接近极限，各种心理问题可能更加多发。及时进行积极有效地心理干预，最大限度降低可能影响个人工作生活乃至社会稳定的心理问题发生率，是当下迫在眉睫的重要工作。全社会应该认识到，科学防控疫情，既需要医学的手段，也需要心理学的方法。

（何贵兵　陆嘉琦）

第二章

COVID-19 患者常见的
身心反应和应激
相关障碍

CHAPTER
2

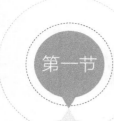

第一节　COVID-19 患者常见的身心反应

在此次与 COVID-19 的斗争中，COVID-19 患者可能面临各种各样的应激源：亲人患病去世、对疾病的恐惧、对自身安危的忧虑、对家人健康的担忧、被隔离的孤独、周围人的歧视等。这些应激源会持续不断地影响和困扰 COVID-19 患者，从而使其产生相应的心理和生理反应。

一　心理反应

由于病程的变化和患者自身状况的不同，不同患者可能出现多种不同的情绪反应，包括焦虑、抑郁、愤怒、恐惧等。

（一）焦　虑

适度的焦虑有助于人们对危险保持警觉，并且及时做出"或战或逃"的反应。因而，一定程度上的应激源暴露可以给患者造成适度的焦虑，促使患者及早前往医院就诊，及早自我隔离以避免传染他人。在这种情况下，焦虑的情绪是有利的。但是，随着病程的不断发展、疫情规模的不断扩大，患者可能出现过度的焦虑，甚至发展成焦虑障碍。患者可能对自身及家人、朋友的健康状况表现出焦虑和担忧，会控制不住地去担心和想象未来可能发生的各种情况；同时，可能出现坐立不安、肌肉紧张、注意力难以集中或脑海中一片空白、易激惹和睡眠障碍等表现。过度焦虑会影响患者的身心健康。

（二）抑　郁

COVID-19 患者可能因感染而表现出抑郁的状态，可能出现反刍思维，即反复地思考被感染的过程，产生后悔、自责等相关的情绪反应，进而出现持续性的情绪低落。同时，患者可能出现一些认知上的偏差，产生一些自动化思维，比如患者可能出现灾难化的思维，会在认知中夸大自己的症状和可能造成的后果，认为自己的疾病可能难以医治，未来没有希望，进而使得自己的消极情绪进一步加重。这种消极情绪若长时间得不到处理，可能会演化为抑郁症，患者也可能出现注意力无法集中、感到疲劳、对事物失去兴趣、失眠、体重减轻等症状，甚至可能出现自杀的念头。

（三）愤　怒

在病情初期，部分患者可能对自己以及周围的诸多事物表现出愤怒的情绪，将自己的疾病归因于外界，从而表现出一定的攻击性。

（四）恐　惧

当患者过度夸大病情的严重性，或看到有其他患者离世的时候，患者可能产生较强的恐惧心理，恐惧死亡，害怕自己可能无法挺过去，会失去继续与疾病作斗争的信心和动力。

> **■ 案例**
>
> 　　黄某，女，护士，在护理肺癌患者时不幸感染 COVID-19，高热 39℃，眼睛胀痛。为了不让家人担心，未告诉家人病情，表现为胃纳下降，夜里入睡困难，有时彻夜不眠，心烦焦虑，担心疾病，害怕死亡。
>
> 　　杨某，女，COVID-19 患者，持续高烧 40℃，浑身乏力，注意力不能集中。体温降不下来，整个人陷入绝望，内心出现前所未有的恐惧和担心，心情特别压抑，会联想到生命脆弱、生离死别，后悔身体不适还去上班，担心会传染给同事和接触过的人。每一次病情变化时，心情就像过山车，退烧的时候会稍微放松一些，如突然开始咳嗽，内心就又出现恐慌。
>
> 　　不同的患者会有不同有情绪反应，一个患者也可能有多种情绪反应，例如杨女士就同时出现了焦虑、抑郁、恐惧等多种情绪状态。

二 生理反应

应激可能引起自主神经系统和内分泌系统的变化，从而使患者出现一些生理反应。

（一）睡眠障碍

睡眠障碍是比较常见的生理反应之一，患者可能出现难以入睡、睡眠浅、早醒、睡眠不持久或者多梦、做噩梦等多种症状。

（二）消化系统症状

患者可能出现呕吐、腹泻、胃肠胀气、腹痛、食欲不振等多种消化系统症状。

（三）泌尿系统症状

患者出现尿频、尿急等相关的泌尿系统症状。

（四）心血管系统症状

由于自主神经系统的变化，患者可能出现心跳加快、血压升高、心悸、头晕、头痛等多种心血管系统症状。

（五）肌肉相关症状

患者的肌肉可能长时间处于紧绷状态，患者还可能出现手脚发麻、双腿乏力、肩背部疼痛等肌肉相关症状。

（六）呼吸系统症状

患者可能由于过度紧张，在原有的呼吸困难的症状上进一步出现呼吸不畅、憋气、胸闷等呼吸系统症状。

三 身心反应的应对

（一）积极调节情绪

1. 感知自己的想法和情绪

COVID-19 患者可能出现焦虑、抑郁、恐惧等负性情绪，以及相应的生理反应，如呼吸困难、心悸、胸闷等。患者需要认识到自己的情绪是受自己的想法和认知影响的。当患者能够觉察到情绪背后的想法时，比如恐惧是因为"不知道会留下什么后遗症，或过度夸大病情的严重性"，抑郁是因为"自责当时没有听家人的劝告"等，便能找到更好的方法来应对这些情绪，如积极与医护人员、家人、朋友交流，向其倾诉。

2. 接纳当下，建立友善的自我对话

面对应激源，部分个体会否认、拒绝。COVID-19患者可能拒绝接受自己已被感染、需要隔离治疗的事实，这导致他们不能积极接受治疗。但我们需要知道，已发生的事实是无法改变的，后悔只会让我们沉浸于过去，无法将精力投入到当下的治疗和康复中。患者可以与自己对话，告诉自己"事情已经发生了，我需要接受，医护人员正在尽他们最大的努力给我治疗，我现在需要做的就是相信医生、配合治疗"。

3. 纠正不合理的想法，保持积极乐观的心态

在治疗过程中，留意每天的正面消息，如治愈出院人数的增加，药物治疗取得了明显效果等。

患者不必太过于归咎患病的原因，以免沉浸在后悔、自责或责怪他人的心境中；在治疗和康复过程中，应该积极了解自己的疾病状态，配合医护人员的治疗；可以将这次患病经历当作一次经验教训，在以后的生活中更加注意卫生防护。

4. 行为活化，寻找合适的、愉悦的活动

对于有抑郁情绪的患者，行为活化是一种比较好的处理方式。行为活化是减少患者的消极逃避行为，增加患者的积极行为，通过行为的改变调动情绪的改变，来增加患者的积极情绪，减少其消极情绪，进而达到改善抑郁状态的效果。

行为活化的操作方法：一方面，让患者记录每天的行为，之后从记录的行为中找出消极、逃避的行为；另一方面，让患者通过找寻自己的价值目标来发现一些积极的行为，并用这些积极的行为来代替那些消极逃避的行为，从而达到改善患者抑郁状态的目的。

对于患者每日的行为记录，可以用每日监测表来完成（见表2-1）。患者需要在每日监测表中填上具体的活动时间、进行的活动、活动的愉悦度和重要性。每日监测表可以帮助患者更好地认识自己每天做了什么，以及整体的情绪状态如何。

表2-1　每日监测表

时间	活动	愉悦度 （0～10）	重要性 （0～10）
5—6时			
6—7时			
7—8时			
8—9时			
9—10时			
10—11时			
11—12时			
12—13时			
13—14时			
14—15时			
15—16时			
16—17时			
17—18时			
18—19时			
19—20时			
20—21时			
21—22时			
22—23时			
23—0时			
0—1时			
1—2时			
2—5时			

一天总体情绪状态（0～10）：＿＿＿＿＿＿＿

对于患者的价值目标，可以用价值树来构建（见图 2-1）。患者需要在价值树上写下他在情感关系、教育 / 事业、日常责任、娱乐 / 兴趣以及心灵 / 身体 / 精神领域的价值目标，并根据这些价值目标来制订行为计划。

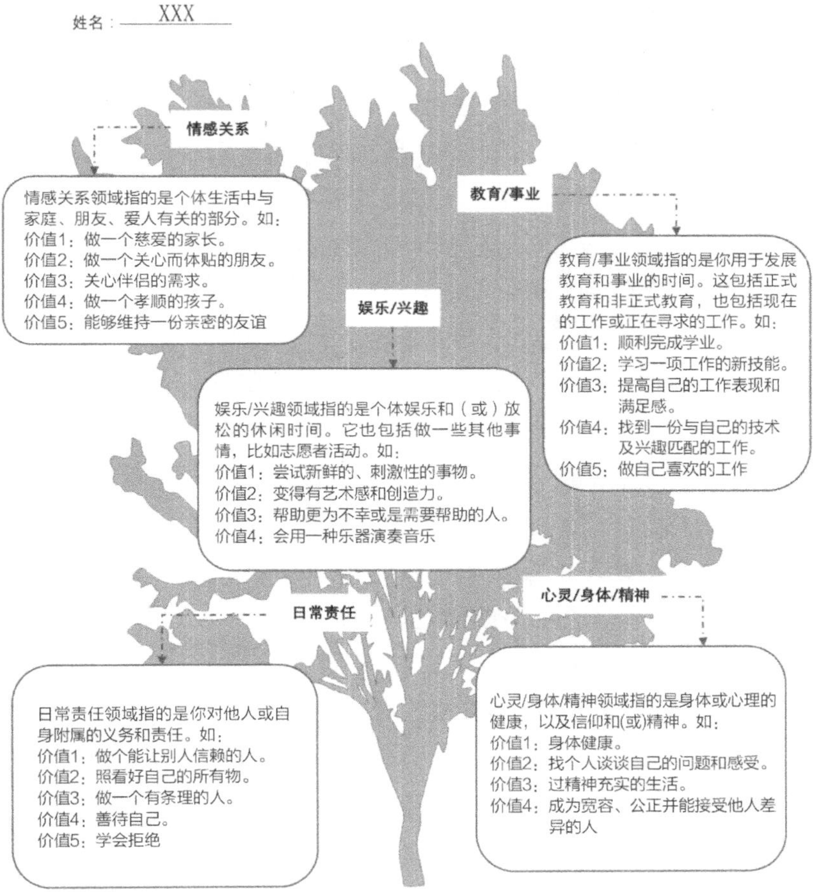

姓名：___XXX___

情感关系

情感关系领域指的是个体生活中与家庭、朋友、爱人有关的部分。如：
价值1：做一个慈爱的家长。
价值2：做一个关心而体贴的朋友。
价值3：关心伴侣的需求。
价值4：做一个孝顺的孩子。
价值5：能够维持一份亲密的友谊

教育/事业

教育/事业领域指的是你用于发展教育和事业的时间。这包括正式教育和非正式教育，也包括现在的工作或正在寻求的工作。如：
价值1：顺利完成学业。
价值2：学习一项工作的新技能。
价值3：提高自己的工作表现和满足感。
价值4：找到一份与自己的技术及兴趣匹配的工作。
价值5：做自己喜欢的工作

娱乐/兴趣

娱乐/兴趣领域指的是个体娱乐和（或）放松的休闲时间。它也包括做一些其他事情，比如志愿者活动。如：
价值1：尝试新鲜的、刺激性的事物。
价值2：变得有艺术感和创造力。
价值3：帮助更为不幸或是需要帮助的人。
价值4：会用一种乐器演奏音乐

日常责任

日常责任领域指的是你对他人或自身附属的义务和责任。如：
价值1：做个能让别人信赖的人。
价值2：照看好自己的所有物。
价值3：做一个有条理的人。
价值4：善待自己。
价值5：学会拒绝

心灵/身体/精神

心灵/身体/精神领域指的是身体或心理的健康，以及信仰和(或)精神。如：
价值1：身体健康。
价值2：找个人谈谈自己的问题和感受。
价值3：过精神充实的生活。
价值4：成为宽容、公正并能接受他人差异的人

图 2-1 价值树

5. 身体扫描

身体扫描的练习一般在音频播放的指导下进行。在舒缓的音乐声中，跟着指导语，缓慢地将注意力从头移到脚，感受身体每个部分的感觉，达到放松的效果。

"身体扫描"
练习音频
（来源：浙江大学
心理与行为科学系）

6. 放松训练

放松训练包含腹式呼吸和肌肉渐进式放松训练两种。腹式呼吸训练是一种利用膈肌收缩使空气下移到体内的呼吸技术，能够增加膈肌长度和呼吸效率，并促进更有效的呼气；而肌肉渐进式放松训练是指逐渐、有序地使肌肉先紧张后放松的一种训练方法。

腹式呼吸训练的方法：首先将您的手放在腹部，大约在肚脐上方一英寸的位置；然后通过鼻子缓慢地吸气，此时胃在慢慢地膨胀，感受您的手随着胃的扩张而发生的移动；然后用嘴巴慢慢地呼气，可以撅起嘴唇来放慢呼吸，想象自己在慢慢地吹气，就像在吹热的食物一样；呼气时，感受您的肚子变得越来越扁平，尝试用鼻子呼吸，再用嘴巴呼吸。尝试用这种方法练习 5 ～ 10 分钟，就可以达到放松的目的。

"腹式呼吸"
练习音频
（来源：浙江大学
心理与行为科学系）

肌肉渐进式放松训练可以在音频指导下进行。

通过让患者坚持腹式呼吸和肌肉渐进式放松训练，可以帮助患者较快地脱离焦虑的情绪，积极地接受治疗。

"肌肉渐进式
放松训练"
练习音频
（来源：浙江大学
心理与行为科学系）

7. 调整注意力

COVID-19 患者在治疗过程中，可能不断地看到、听到各类新闻，如疫苗研发、新药研究、物资的调配、其他患者的康复或恶化情况等，由此导致情绪波动过大。此时，可以调整注意力，让自己暂时远离各类媒体消息。

另外，在康复过程中，患者可能十分关注自己的身体而影响正常的工作生活。一方面，患者可以把注意力拉回到当下；另一方面，可以找到自己感兴趣的活动，给自己营造一个无干扰的环境，设定比自己目前的能力难度稍高一些的任务，并设定反馈机制（如订立明确的目标），慢慢地让自己的注意力集中一段时间。

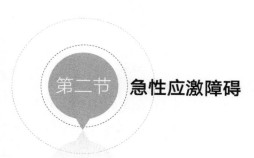

第二节　急性应激障碍

急性应激障碍（acute stress disorder，ASD），又称急性应激反应（acute stress reaction，ASR），是指由突如其来且超乎寻常的威胁性生活事件和灾难引起的一过性精神障碍。其在遭受精神刺激之后数分钟至数小时之内起病，历时数天或数周，经及时治疗，预后良好，大多数患者可完全恢复。部分患者病程可达 1 个月，如病程超过 1 个月，则可能发展为创伤后应激障碍（posttraumatic stress disorder，PTSD）。急性应激障碍可发生于任何年龄，女性患者多于男性。遭受不同类型创伤的患病率与所遭受的创伤性事件的类型有关。

一　病因及发病机制

（一）病　因

1. 精神创伤性事件（应激源）

精神创伤性事件是引起应激反应的主要因素，对个体而言是指难以承受的创伤性体验或对生命安全有严重威胁的突发性事件。目前，COVID-19 疫情暴发，应激源也很多，包括危重症患者医治无效造成的生离死别，患者或家人对被诊断为 COVID-19 的极度担忧，疑似感染病例被隔离及医疗资源紧缺造成的恐慌，疫情影响对公司运营者的压力以及导致部分裁员等。

（1）患者的个体易感性：应激相关障碍的易感因素可分为个

体内在的因素和个体外在的因素。个体内在的因素有遗传特征、年龄、性别、下丘脑 - 垂体 - 肾上腺（hypothalamic-pituitary-adrenal，HPA）轴功能异常、前额叶和杏仁核或海马的神经可塑性异常、精神障碍的家族史或既往史、躯体健康状况不良、心理应对方式不良等。个体外在的因素有社会支持系统不良，童年的精神创伤，创伤前后其他负性生活事件的叠加作用等。

（2）社会文化背景和支持系统：个体的社会文化背景、人格特征及应对能力等因素也与急性应激障碍密切相关。个体在遭遇应激创伤后，可以先通过初级评价，判断是否与自己有利害关系；再通过次级评价，判断是否能以个人的能力来应对与改变。总体来说，遭受创伤的个体认为强烈负性的、不可控制和预测的、具威胁性的事件更容易引起应激反应。其他社会文化背景因素还包括个体的经历与适应性、社会支持系统、社会环境等。

（二）发病机制

急性应激会激活下丘脑 - 垂体 - 肾上腺轴，个体与环境适应通过两种复杂的交互作用影响行为反应：第一种是应激反应的唤醒阶段（初级反应），包括对威胁做出觉醒反应，增强认知敏锐度；第二种与应激终止有关，这与体内抑制过度反应（继发性反应）的稳态过程相关。下丘脑 - 垂体 - 肾上腺轴功能紊乱降低了正常行为对应激的应对方式策略，也减少了与应激、情绪反应相关的两个关键脑区——下丘脑室旁核（paraventricular nucleus of the hypothalamus，PVH）和丘脑室旁核（paraventricular thalamus，PVT）的正常活动，出现一系列与应激相关的焦虑与抑郁情绪。此外，应激过度激活杏仁核 / 海马复合体、前额叶中脑皮质环路以及中脑边缘多巴胺系统等主要区域，使人产生焦虑恐惧反应。

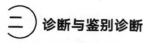 诊断与鉴别诊断

（一）急性应激障碍的诊断

急性应激障碍的诊断主要依靠临床特征、心理评估、实验室及其他辅助检查等结果。为进一步提高临床适用性，《国际疾病分类（第十一次修订本）》[International Classification of Diseases (11th edition)，ICD-11] 将应激相关障碍从神经症性、应激相关的躯体形式障碍中分离出来，设为"精神、行为与神经发育障碍"一章中的单独一节。考虑到刚经历创伤性事件后的正常反应也可能是急性应激反应的表现，因此在 ICD-11 中不再将急性应激反应归为精神障碍，而是将其归类于"列出原因的非疾病或非障碍性临床状况部分"。在《精神障碍诊断与统计手册》（第五版）[Diagnostic and Statistical Manual of Mental Disorders (5th Edition)，DSM-5] 中，急性应激障碍仍作为一个疾病诊断实体，下面介绍急性应激障碍的 DSM-5 诊断标准。

急性应激障碍的 DSM-5 诊断标准

1．以下述一种（或多种）方式暴露于实际的或被威胁的死亡、严重的创伤或性暴力。

（1）直接经历创伤性事件。

（2）亲眼目睹发生在他人身上的创伤性事件。

（3）知道亲密的家庭成员或亲密的朋友身上发生了创伤性事件。

（4）反复经历或极端暴露于创伤性事件的令人作呕的细节中（如急救员收集遗体；警察反复暴露于罪犯虐待儿童的细节中）。

2．在侵入性、负性心境、分离、回避和唤起这5个类别的任一类别中，具有下列9种（或更多）症状，在创伤性事件发生后开始或加重。

（1）侵入性症状：①创伤性事件反复的、非自愿的和侵入性的痛

苦的记忆（注：儿童可能通过反复玩耍与创伤性事件有关的主题或某方面来表达）。②反复做内容和（或）情感与创伤性事件有关的痛苦的梦（注：儿童可能做可怕但不认识内容的梦）。③在分离性反应中，患者的感觉或举动好像创伤性事件再次出现。这种反应可能连续出现，最极端的表达是对目前的环境完全丧失意识（注：儿童可能在游戏中重演特定的创伤）。④对象征或类似创伤性事件的某方面的内在或外在的线索，产生强烈或延长的心理痛苦或显著的生理反应。

（2）负性心境：持续性地无法体验正性的情绪（如无法体验快乐、满足或爱的感受）。

（3）分离症状：①患者对环境或自身的真实感发生改变（从旁观者的角度来观察自己，处于恍惚之中，感觉时间过得非常慢）。②无法记住创伤性事件的某个重要方面（典型的是分离性遗忘症，而不是由脑损伤、酒精、毒品等其他因素所致）。

（4）回避症状：①尽量回避关于创伤性事件或与其密切相关的痛苦记忆、思想或感觉。②尽量回避能够唤起关于创伤性事件或与其密切相关的痛苦记忆、思想或感觉的外部提示（如人物、地点、对话、活动、物体和情景等）。

（5）唤起症状：①睡眠紊乱（如难以入睡或保持睡眠，或睡眠休息不充分）。②激惹的行为和愤怒的暴发（在很少或全无挑衅的情况下），典型表现为对人或物体的言语或躯体攻击。③过度警觉。④注意力障碍。⑤过分的惊跳反应。

3.困扰的持续时间（诊断标准B的症状）为创伤暴露后的3天至1个月。

注：症状通常于创伤后立即出现，但达到急性应激障碍的诊断标准需持续最短3天，长至1个月。

4．这种困扰引发了临床上患者明显的痛苦，或导致其社会、职业或其他重要方面的功能受损。

5．这种困扰并非是某种物质（如药物、酒精）或另一种躯体状况（如轻度的创伤性脑损伤）的生理反应，也不能用"短暂精神病性障碍"进行解释。

（二）鉴别诊断

1. 器质性精神障碍

一般来讲，确诊有无器质性精神障碍，最重要的是要了解详细的病史，进行精神检查和体格检查、实验室检查确定有无器质性病因。另外，器质性精神障碍患者即使病前有应激事件，程度也不强烈，与症状的关系不密切。

2. 抑郁障碍

抑郁障碍的抑郁心境涉及较广，包括兴趣、日常喜好、个人前途等各方面，没有固定的应激事件，常见消极、自卑或自杀企图，整个临床相有晨重暮轻的变化规律。而应激障碍无这些特征。

3. 分离性障碍

分离性障碍患者的临床表现更为多样化，带有夸张或表演性，并给人以做作的感觉，病前个性有自我中心、富幻想、外向等特点，其中很重要的一点是暗示性较强，病情反复多变。

4. 惊恐发作

惊恐发作时，患者常常在无诱因的情况下突然产生强烈的紧张、恐惧、害怕，伴濒死感或失控感等痛苦体验，此外，还有严重的自主神经症状，并担心和害怕下一次发作。而急性应激障碍虽有类似症状，但均发生于异乎寻常的应激性事件后，并且没有濒死体验，在脱离应激环境后很少再次发作。

5. 创伤后应激障碍

急性应激障碍与创伤后应激障碍同样是由重大的应激事件引起的，同样可表现出闪回、回避、警觉性增高等症状，但急性应激障碍症状持续的时间短；当急性应激障碍症状持续超过1个月后，即可诊断为创伤后应激障碍。

预防与治疗

急性应激障碍的预防与治疗应该包括平时对公众的心理健康教育、精神创伤性事件后的危机干预和急性应激障碍的治疗。

（一）公众的心理健康教育

为群体提供心理健康教育（包括积极地解决问题、增强自信心、培养独立性、体验幸福感、培养主动精神及领悟和创造性训练等），使其拥有健全的认知方式、适度的情感反应、坚强的意志品志、和谐的个性结构以及良好的人际关系，是一般意义上的社会非特异性预防手段。

（二）精神创伤性事件后的危机干预

危机是指个体面临一些突然出现的、非经常性发生的、超出个人正常应对能力的事件时的一种反应状态，又称为危机反应。一部分人在这种对抗危机的自我修复过程中获得经验，提高了应对危机的能力；但是另一部分人会出现严重的危机反应，甚至心身健康由此受损害，比如急性应激障碍或者创伤后应激障碍。现有证据表明，精神创伤性事件发生时是进行危机干预的最佳时机。危机干预的方法有很多，但都离不开三大原则：①提供脱离精神创伤性事件的环境，在客观危险结束和主观的恐惧减轻后允许情绪宣泄；②加强社会支持；③减轻个人对超出个人控制能力事件的责任感，帮助个体对创伤的强烈的情绪反应正常化。紧急事件应激管理的核心部分紧急事件应激晤谈（critical incident stress debriefing，CISD）是国际公认的危机干预技术。

（三）急性应激障碍的治疗

对于急性应激障碍患者，首选心理治疗。在心理治疗中，又首选认知行为治疗（cognitive-behavior therapy，CBT）。聚焦创伤的认知行为治疗理论基于对导致恐惧反应的创伤记忆进行加工，在正常环境中消退创伤性线索或刺激与恐惧反应之间的连接，缓解由恐惧反应造成的强烈痛苦。这种疗法包括关于心理创伤的教育、焦虑管理技能、事后治疗（包括创伤记忆的重新唤起以及对回避情景的逐步暴露脱敏）和认知重建。

药物治疗主要是对症治疗，原则上采取小剂量、短程治疗的方式。常用的药物主要有抗抑郁药、抗焦虑药、心境稳定剂和抗精神病药物等，这些药物可改善抑郁、焦虑和失眠等症状，还能够减轻回避症状，便于心理治疗开展和奏效。5-羟色胺再摄取抑制剂常被用于治疗急性应激障碍患者，对患者的回避、闯入症状以及抑郁焦虑状态有明显的改善作用。另外，急性应激障碍患者可能出现攻击行为。针对其易激惹、冲动和攻击行为，也可应用心境稳定剂。

创伤后应激障碍

创伤后应激障碍是指人体因为受到异乎寻常的威胁性、灾难性心理创伤而导致延迟出现和长期持续的精神障碍。部分COVID-19 患者在经历过 COVID-19 后，可能出现焦虑、抑郁、恐惧等情绪，以及噩梦、逃避行为等，产生创伤后应激障碍。

2003 年 SARS 发生后，有 10% 左右的人出现了创伤后应激障碍的症状；而在西非埃博拉病毒感染的个体中，有 20% 左右出现了创伤后应激障碍的症状。

一 病理机制

创伤后应激障碍发生的病理学机制是国内外研究的热点。目前，研究主要集中在三个方面：一是创伤后应激障碍神经影像学的研究，二是脑电生理学的研究，三是神经内分泌研究。

（一）创伤后应激障碍的脑神经影像学特征

在脑功能和脑结构方面的研究结果中比较集中的发现是海马与海马旁回、杏仁核、内侧前额叶等有异常。有学者提出，创伤后应激障碍的前额叶 - 杏仁核 - 海马环路。在前额叶功能减弱时，对杏仁核的调节和控制作用减弱，导致杏仁核对恐惧性反应过度增强，而海马的损害以及与前额叶、杏仁核之间的失调参与了创伤后应激障碍患者的陈述性记忆的损害过程。

（二）创伤后应激障碍的脑事件相关电位特征

事件相关电位是一种长潜伏期诱发电位，目前研究较多的是P300 波，根据潜伏期和起源的不同，可分为 P3a 与 P3b 两个波。在有创伤相关性刺激时，对中性靶刺激的 P3b 波幅增加，反映了创伤相关刺激下认知加工过程增强。

（三）创伤后应激障碍的神经内分泌特征

应激状态下的神经内分泌变化错综复杂，目前认为创伤后应激障碍患者可能存在糖皮质激素受体的敏感性增加及肾上腺素、去甲肾上腺素持续升高的情况，而其血液中脑源性神经营养因子水平也低于正常人群。

二 诊断与鉴别诊断

COVID-19 患者在接受诊断、治疗以及康复的过程中，可能经历自己或家人的生命受到威胁，或目睹、听闻其他患者的病重、病危消息等。COVID-19 患者在医院接受治疗的过程中，也可能由于被隔离而缺乏社会支持，在医护人员资源紧张的情况下又无法得到过多关注。这些经历可能导致患者出院后感到"后怕"，出现创伤后应激障碍。重大公共卫生事件的相关研究告诉我们，人们的受教育水平越低、社会支持越少，出现创伤后应激障碍症状的严重程度也会越高。

在认知上，一方面，患者可能对患病过程歪曲归因，表现为过度后悔，如"当时要是注意防护就好了""当时要是没去参加那个宴会就好了"，或因将病毒传染给家人和朋友而感到过分内疚、自责，甚至出现污名化现象，担心自己被他人指责或排挤；另一方面，患者可能过分警觉，过分关注自己的身体，担心再度患类似疾病。

在情绪上，患者可能抑郁，也可能因过度关注身体状况而出现焦虑、恐慌。另外，也可能有敏感、暴躁、易怒等反应。

在行为上，患者可能出现侵入性症状，如梦到自己生命受到威胁，想起治疗期间的事情就出现胸闷、气短等生理症状；也可能出现回避行为和社交退缩行为，如因害怕再次被人群传染而减少与朋友、家人的接触；另外，还可能出现疑病、反复检查身体的行为。

（一）诊断标准

目前，创伤后应激障碍的诊断标准主要有 ICD-11 和 DSM-5 两个系统。

创伤后应激障碍的 ICD-11 诊断标准

1. 以生动的创入性记忆、闪回或噩梦的形式，重新体验当前的创伤性事件。通常伴随着强烈的或压倒性的情绪，特别是恐惧的或恐怖的，以及强烈的躯体感觉。

2. 回避想起或回忆创伤性事件，或避免相关的活动、情境或人。

3. 持续警惕当前的威胁，例如对意想不到的声音或刺激的警觉性增强，有惊跳反应；症状至少持续数周，并对个人、家庭、社会、学习、职业或其他重要功能领域造成严重损害。

创伤后应激障碍的 DSM-5 诊断要点

1. 通过如下一种（或多种）方式暴露于真实的死亡或被威胁死亡的情况，或严重的伤害或性暴力情形。

（1）直接经历了创伤性事件。

（2）亲眼目睹了发生在他人身上的创伤性事件。

（3）获悉亲密的家庭成员或好友遭遇了创伤性事件，如果家庭成员或朋友死亡或遭受死亡威胁，创伤性事件必须是暴力事件或突发事件。

（4）重复经历或极端地暴露于创伤性事件的恶性刺激细节。

2．在经历创伤性事件后，至少有一条如下与创伤性事件有关的闯入性症状。

（1）反复不自主地出现有关创伤性事件的闯入性痛苦回忆。

（2）反复出现内容或情绪上与创伤性事件关联的噩梦。

（3）出现分离性症状（如闪回），患者感觉好像再次经历创伤性事件一样。

（4）那些能象征创伤性事件或与创伤性事件的部分情节类似的内外部线索可以引起患者强烈的或更持久的心理痛苦。

（5）那些能象征创伤性事件或与创伤性事件的部分情节类似的内外部线索可以引起患者显著的躯体生理反应。

3．在经历创伤性事件后，患者持续地回避与创伤性事件有关的各种刺激，以下证据存在一条或两条。

（1）回避关于创伤性事件或与之有关的痛苦记忆、想法或情感。

（2）回避可以激起有关创伤性事件或与之关系密切的痛苦记忆、想法或情感的外部线索（人、地点、交谈、活动、物品、场景）。

4．在经历创伤性事件后，患者开始出现与创伤性事件有关联的消极认知和情绪改变或者恶化，以下证据至少存在两条。

（1）无法回忆起创伤性事件的一些重要内容（是分离性遗忘，而非头部损伤、酒精或药物等所致）。

（2）持久的或夸张的关于自己、他人或世界的负性观念或预期。

（3）持久的、歪曲的关于创伤性事件原因或后果的认知导致患者自责或埋怨他人。

（4）持久的消极情绪状态（如害怕、恐惧、愤怒、内疚或羞耻）。

（5）兴趣或重要活动的参与显著减少。

（6）感觉与其他人疏远或对他人很冷漠。

（7）持久地不能体验积极的情绪（如无法体验到愉快、满足或爱）。

5．在经历创伤性事件后，与创伤性事件相关的警觉和反应显著改变，以下证据至少存在两条。

（1）有行为急躁和发怒，对他人或物品有口头或肢体的攻击。

（2）行为鲁莽或有自损行为。

（3）过度警惕。

（4）过度惊吓反应。

（5）注意力集中困难。

（6）睡眠紊乱。

6．症状（第2，3，4和5条）持续时间超过1个月。

7．症状导致患者临床可见的显著痛苦，或社会、职业或其他重要功能的显著损害。

8．症状不能用物质使用或其他躯体状况的生理学反应来解释。

（二）鉴别诊断

1．急性应激障碍

急性应激障碍在创伤性事件发生后紧接着发生，持续数天，持续时间最长不超过1个月；除创伤后应激障碍的"三联征"外，还可表现为意识障碍、麻木、否认等精神运动性抑制症状或分离症状，急性应激障碍预后相对较好。创伤后应激障碍的病程超过1个月。

2．适应障碍

适应障碍的应激源主要是生活环境或社会地位的改变，患者的人格基础在本病的发生、发展过程中发挥重要的作用；对每一个人来说，创伤后应激障碍的应激源几乎都是严重且异乎寻常的。

3．抑郁症

抑郁症患者有兴趣下降、不愿与人交往、感觉前途渺茫等表现，也有"触景生情"的类似表现，但与创伤后应激障碍还是有不同之处。创伤后应激障碍患者有上述的三联征，也可表现明显的抑郁症状，如果符合重性抑郁发作的诊断标准，则可与抑郁症共病诊断。

> 毛女士的母亲感染 COVID-19 入住重症监护室后不治身亡，毛女士因母亲不幸离世，感到悲伤痛苦，又亲眼目睹苦等床位而不得的患者攻击医生的行为。其在母亲离世 1 个月后仍觉极度恐慌，担心自己会不会与母亲一样感染 COVID-19 并遭遇不幸，精神紧张，周围一有人咳嗽就会想"会不会传染给我""我会不会死"，夜间经常做噩梦，梦里经常出现母亲去世时的可怕场景。

三）治 疗

创伤后应激障碍的治疗包括心理治疗和药物治疗。

（一）心理治疗

1. 针对创伤的认知行为治疗（trauma-focused cognitive behavioral therapy，TF-CBT）

研究表明，暴露疗法（exposure therapy）对改善创伤后应激障碍的症状有较好的效果。其包括对创伤后应激障碍症状的解释、理解，焦虑处理训练，对病理信念的认知治疗，对创伤性事件的想象和情境暴露，增加对创伤性事件的适应和耐受能力。

对于创伤后应激障碍的治疗，叙事暴露疗法是一种有效的方法，它通过让患者叙事进行治疗，引入"生命线"的概念作为讨论创伤性事件的第一步，帮助患者重构生活故事。在经历重大创伤性事件后，患者的情感体验会与事件发生期间感官、身体、认知、情感等形成强烈关联的神经网络（包括恐惧刺激在内），当再次遇到相关刺激时，整个恐惧网络会被再次激活，产生强烈的应激反应。然而，人对事件的记忆是可以重构的。借助"生命线"开展叙事，像串珠子一样按时间顺序把从出生到现在发生的事件串起来，梳理、构建完整的人生故事并书面记录。在治疗过程中，心理治疗师要关注患者人生中所有的重大创伤性事件或高唤醒的生活事件，合理引导患者叙述事件发生时的客观背景（如时间、地点等）和主观感受（如情绪、生理反应等），帮助患者重构认知与情绪间的联系，降低其创伤性事件的情绪唤起水平，减轻创伤后应激障碍的症状。

眼动脱敏与再加工（eye movement desensitization and reprocessing，EMDR）包括认知治疗成分加上眼球运动。其操作过程：让受试者想象一个创伤场景，同时让受试者的眼睛追踪心理治疗师快速移动的手指，然后集中调节其认知和警觉反应。反复多次，直至在移动眼球的过程中，受试者产生的正性想法能与恐怖场景联系起来，使警觉反应减轻。

（二）药物治疗

目前，用于治疗创伤后应激障碍的药物主要有抗抑郁药、抗焦虑药、抗惊厥药等。

一些研究结果表明，选择性5-羟色胺再摄取抑制剂类药物（如帕罗西汀、氟西汀、舍曲林等）安全，有一定的疗效，可提高患者的生活质量，改善睡眠。其他抗抑郁药（如米氮平、曲唑酮等）也经常被选用。在创伤暴露期，普萘洛尔可用于预防创伤后应激障碍。抗惊厥药可以用于治疗创伤后应激障碍的某些症状，如拉莫三嗪可以改善冲动、愤怒或抑郁状态。

（陈树林　黄满丽）

第三章

COVID-19 患者的
心理评估方法

CHAPTER
3

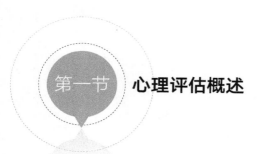

心理评估概述

心理评估是对个体的心理状态和行为表现进行客观量化的一个过程。心理评估既可评估个体本身的认知情感行为，也可评估个体与环境发生互动的情况，即社会功能。在面对重大灾难时，个体在认知、情感、行为以及社会功能方面都会发生或多或少的变化，变化的程度与个体的既往经历、人格特点以及可利用的资源和社会支持系统均有关。我们要重点关注那些经受高强度、长时间变化的个体。只有通过科学评估，及时识别其在心理层面表现出的各种问题，才能给予及时有效和深入地干预。对于那些变化强度较小或中等的人群，也要持续监测。如果经过一段时间，症状减轻或痊愈，那么无需耗费额外的人力，给予面对大众的一般性支持即可，如自助干预或放松训练等。这样有利于资源在应急状况下的合理分配，提高心理救援的效率和效果。

心理评估可通过观察、晤谈、操作或自我评估来完成。对于重大公共危机状态，一般采取自我评估的方法，尤其是通过移动端网络评估，省时省力。COVID-19 属于传染性疾病，移动端的远程评估可以有效预防交叉感染，更有利于疫情的控制。但对部分老年人及其他不熟悉 APP 操作的上网人群，自我评估仍需通过测评员发放问卷现场填写，或由工作人员现场指导患者上网填写。自我评估的内容包括一些人口学资料、精神心理症状相关的内容、社会功能的情况。

在 COVID-19 流行期间，由于不同人群的角色和患病状态不同，所以在评估过程中，既要考虑共性问题，也要考虑个性问题，对不同人群的评估各有侧重。加入与疫情相关的人口学变量更有利于我们详细了解不同人群的状况，在干预时也能更有针对性，如将个体分为普通民众、疑似病例、确诊病例、医务人员、重症病房的医生、发热门诊的医生等。在工具选择上，应尽量选择标准化的、经过国内信效度检验，并经临床使用证明具有区分度的量表，但又不能过于僵化，也要根据现场的实际情况编制一些符合疫情的自编量表，如北京安定医院编制的心理健康状况自助监测表（患者版）和安徽省疾病预防控制中心等编制的新型冠状病毒感染风险评估量表就非常切合实际。

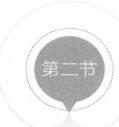

不同人群的评估要点

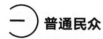

一 普通民众

普通民众分为有密切接触史和无密切接触史的。对于无密切接触史的普通民众，常见的心理问题是焦虑、恐慌、疑病、抑郁、愤怒等；而有密切接触史的普通民众，心理问题可能以恐慌和疑病为突出特点，他们甚至可能出现认知变化，如注意范围狭窄、偏执、丧失判断力，行为上出现强迫清洗、人际关系紧张和药物滥用的情况。对于这类人群，除上述情绪行为评估之外，对疾病知识的知晓情况进行评估也很重要。

武汉市精神卫生中心调查了 5000 例普通市民，结果显示 96% 的居民知晓 COVID-19 的临床表现，70% 的居民了解 COVID-19 与普通感冒临床表现的差异，72% 的居民了解普通市民使用一般的医用口罩就可以预防感染，98% 的居民知晓隔离治疗感染者是减少 COVID-19 传播的重要手段。

针对普通民众群体对疾病知晓情况的调查，最好编制标准化的个体 COVID-19 知识问卷，了解个体知识掌握程度。同时，知、信、行，缺一不可。知晓隔离是防止 COVID-19 传染的重要手段，但是否能在实际行动中坚持做到自我隔离、戴口罩，减少传染机会，需要单独编制条目进行评估。

隔离的疑似或发热患者

隔离的疑似或发热患者，因为尚不确定是否患有 COVID-19，所以也需评估他们对隔离前与自己接触的家人是否被感染的焦虑和恐惧情绪。另外，这部分群体尤其容易出现躯体症状，如食欲差、乏力、腹泻、尿频、出汗、失眠等。因此，要重视将客观指标检测与躯体症状评估相结合，分清楚身心两方面到底哪方面问题更严重，以抓住主要矛盾及时干预。如果确实本身感冒症状重，感冒症状得到控制、肺部 CT 检查和核酸检查结果均为阴性，都可以极大减少其焦虑情绪；反之，如果生理指标基本正常，但躯体症状很重，则需通过放松训练甚至抗焦虑药物治疗来缓解。

三 COVID-19 患者

确诊的 COVID-19 患者有可能出现焦虑、恐惧、失眠、抑郁、愤怒、偏执、强迫、回避、退化、敌对等情绪变化。此外，因为被确诊为传染性较强的疾病的感染者，他们还可能存在一定的病耻感，这些都需要进行系统评估。对于出现中度以上精神症状的患者，需要心理干预介入。因为精神症状不仅影响生理免疫功能，不利于康复，而且也会造成个体心理痛苦、生活质量下降，病耻感则会影响患者的就医行为，从而可能耽误治疗，甚至造成更大范围的传染。在被确诊感染COVID-19之后，患者通常会经历否认、愤怒、怀疑、抑郁到最后接受的过程。持续自我监测情绪可以了解自己的情绪转换阶段，如果在某个阶段停留太久，就要重视和警惕，并及时干预。

四) 一线医务人员

一线医务人员常见的心理问题主要是担心、恐惧、耗竭、紧张、焦虑、委屈、无助、抑郁、悲伤、压抑、愤怒、挫败、自责或激动亢奋；此外，还会出现注意力不集中、记忆力减退、决策能力下降、反应迟钝等现象。医务人员的身体、心理耗竭和认知下降的情况，容易造成防护疏忽、操作失误，也会造成自身免疫力低下，容易被感染，要重点监测评估，做到及早发现，科学轮班，避免损失和伤害。

五) 公务人员

公务人员在灾情来临的时候承担着巨大的社会压力，需要上传下达各种指令，调配和链接各种资源，解决各种错综复杂的问题，并且直接在疫情第一线工作，与病情不明的民众交流，非常容易产生紧张、焦虑、失眠等现象，也会出现心理耗竭、情绪失控、嚎啕大哭的情况。同时，长期的高度紧张也可能导致注意力不集中、记忆减退、决策能力下降等认知受损的情况。如果长期压抑、不面对现状、不寻求帮助，最后可能造成更大的损失。因此，针对这个公务人员人群，评估的要点是，要有情绪和认知监测的自我意识，要减轻接受心理评估的抵触感，不要把出现身体耗竭、情绪问题与个人的能力、责任心挂钩。

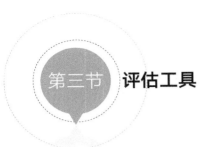

第三节　评估工具

一　个体化自编的评估工具：心理健康状况自助监测表（患者版）

　　心理健康状况自助监测表（患者版）是对心理健康状况进行识别与评估，可以采取简易方式进行自助监测的自助监测表。患者每天对照自己的状态进行评分，以观察自己的心理健康状况（见表 3-1）。该表也有助于专业人士快速掌握患者的状况。不过，由于这种自助监测表相对主观，适用于文化程度较高者进行自我监测，而文化程度不高者较难运用，认知功能欠佳者也无法使用。

　　在心理健康状况自助监测表（患者版）中找到能够监测到的具体反应；如果有些反应在表中并未涉及，也可以自行添加。同时，与医生、同病房的患者、亲友等交流，也有助于准确识别。从 0到 100 对自己的情绪反应进行主观评分，0 表示没有或者很轻微，100 表示非常严重。评分没有好坏和对错之分，根据自己的主观体验进行评分，每个人的主观体验可能并不相同，这都是正常的。每天进行 3 次评分。一旦发现趋势不对或者情况糟糕，可以及时寻求心理援助。

表3-1　心理健康状况自助监测表（患者版）

心理健康状况自助监测表（患者版）	
自测时间	情绪（0～100）
►8：00 ►12：00 ►20：00	√　焦虑　75
	√　抑郁　54
	√　愤怒　22
	√　恐惧　85
	√　孤独　20
	√　羞耻　20
	√　自杀　5
	……

如表3-1所示，每天需要填写3次，自己设定每天监测的时间，如表3-1以每天的8：00、12：00、20：00为监测时间，在时间上打勾，然后在情绪列中给自己要监测的项目打上分数。

二　标准化的评估工具

心理测验是通过观察人的少数有代表性的行为，对涵盖人的全部行为活动中的心理特点做出推论和数量化分析的一种科学手段。COVID-19疫情作为一个重大事件，不同人群可能存在不同的心理应激反应，有的表现为抑郁、焦虑、愤怒等情绪，有的可能表现为一定的躯体症状和睡眠质量下降，有的甚至出现认知功能损害或精神病性症状、心理资源的耗竭等，因此需要采用评估这些方面的标准化评估工具。

本书选用90项症状清单（SCL-90）、突发性公共卫生事件问卷（PQEEPH）作为整体的评估工具，广泛性焦虑障碍量表（GAD-7）作为焦虑症状评估工具，患者健康问卷（PHQ-9）作为抑郁症状评估工具，匹兹堡睡眠质量指数（PSQI）作为睡眠质量评估工具，情绪调节问卷（ERQ）作为愤怒状态评估工具，情绪耗竭量表（EES）作为心理资源耗竭程度评估工具，抑郁的觉察缺陷问卷（PDQ-D）作为认知功能评定工具。

COVID-19 疫情暴发以来，未确诊的普通民众人人自危，谁都不知道自己是否为潜在感染者。安徽省疾病预防控制中心、中国科学技术大学附属第一医院、安徽省立医院为此联合开发了一个线上评估工具——新型冠状病毒感染风险评估，民众可以自行登陆（https://www.ttq.so/html/2019nCov/index.html?1=&from=singlemessage&isappinstalled=0），对自身感染的可能性进行判断。这个评估工具在一定程度上能够帮助缓解民众的恐慌和焦虑情绪。

1. 自我初步判断工具：新型冠状病毒感染风险评估量表

新型冠状病毒感染风险评估量表是由安徽省疾病预防控制中心、中国科学技术大学附属第一医院、安徽省立医院联合开发的移动端评估工具，使用方便，覆盖面广，所有民众均可登录进行自我评估，帮助民众判断自己是否为潜在感染者，明确是否需要隔离，消除恐慌和焦虑情绪。评估结束以后，如无风险，文末还附有卫生知识，供普通民众学习；如果提示存在风险，则会要求填写个人信息，并提供就诊建议。新型冠状病毒感染风险评估量表的首页截图如图 3-1 所示。

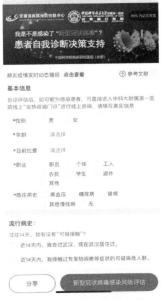

图 3-1 新型冠状病毒感染风险评估量表的首页截图

2. 全面症状评估：症状自评量表

症状自评量表（Symptom Self-Reporting Inventory），又称 90 项症状清单（Symptom Check List-90，SCL-90），用于进行心理健康状况鉴别及团体心理卫生普查，被广泛地应用于心理辅导。SCL-90 共计 90 题，从感觉、思维、情绪、意识、行为到生活习惯、人际关系、饮食睡眠等均有所涉及，覆盖面广。但是因题目较多，对于情绪不稳定者或者认知功能受限者有一定的难度。本书量表来自于张明园编制的《精神科评定量表手册》。具体内容及评分方法见表 3-2。

表 3-2　SCL-90 具体内容及评分方法

指导语：请根据自己的情况，对以下项目逐条进行评分。其中，"没有"是指自觉并无该项症状（问题），计 1 分；"较轻"是指自觉有该项症状，但对您并无实际影响或影响轻微，计 2 分；"中度"是指自觉有该项症状，对您有一定的影响，计 3 分；"相当重"是指自觉常有该项症状，对您有相当程度的影响，计 4 分；"严重"是指自觉该症状的频度和强度都十分严重，对您的影响严重，计 5 分。

自评症状	没有	较轻	中度	相当重	严重
	1	2	3	4	5
1. 头痛					
2. 神经过敏，心中不踏实					
3. 头脑中有不必要的想法或字句盘旋					
4. 头昏或昏倒					
5. 对异性的兴趣减退					
6. 对旁人责备求全					
7. 感到别人能控制您的思想					
8. 责怪别人制造麻烦					
9. 忘性大					
10. 担心自己的衣饰整齐及仪态的端正					
11. 容易烦恼和激动					
12. 胸痛					
13. 害怕空旷的场所或街道					

自评症状	没有	较轻	中度	相当重	严重
	1	2	3	4	5
14. 感到自己的精力下降，活动减慢					
15. 想结束自己的生命					
16. 听到旁人听不到的声音					
17. 发抖					
18. 感到大多数人不可信任					
19. 胃口不好					
20. 容易哭泣					
21. 同异性相处时感到害羞、不自在					
22. 感到受骗、中了圈套或有人想抓住您					
23. 无缘无故地突然感到害怕					
24. 自己不能控制地大发脾气					
25. 怕单独出门					
26. 经常责怪自己					
27. 腰痛					
28. 感到难以完成任务					
29. 感到孤独					
30. 感到苦闷					
31. 过分担忧					
32. 对事物不感兴趣					
33. 感到害怕					
34. 您的感情容易受到伤害					
35. 旁人能知道您的私下想法					
36. 感到别人不理解您、不同情您					
37. 感到人们对您不友好、不喜欢您					
38. 做事必须做得很慢，以保证做得正确					
39. 心跳得很厉害					
40. 恶心或胃部不舒服					
41. 感到比不上他人					
42. 肌肉酸痛					
43. 感到有人在监视您、谈论您					
44. 难以入睡					

续表

自评症状	没有	较轻	中度	相当重	严重
	1	2	3	4	5
45. 做事必须反复检查					
46. 难以作出决定					
47. 怕乘电车、公共汽车、地铁或火车					
48. 呼吸有困难					
49. 一阵阵发冷或发热					
50. 因为感到害怕而避开某些东西、场合或活动					
51. 脑子变空了					
52. 身体发麻或刺痛					
53. 喉咙有梗塞感					
54. 感到没有前途、没有希望					
55. 不能集中注意力					
56. 感到身体的某一部分软弱无力					
57. 感到紧张或容易紧张					
58. 感到手或脚发重					
59. 想到死亡的事					
60. 吃得太多					
61. 当别人看着您或谈论您时感到不自在					
62. 有一些不属于您自己的想法					
63. 有想打人或伤害他人的冲动					
64. 醒得太早					
65. 必须反复洗手、点数目或触摸某些东西					
66. 睡得不稳不深					
67. 有想摔坏或破坏东西的冲动					
68. 有一些别人没有的想法或念头					
69. 感到对别人神经过敏					
70. 在商店或电影院等人多的地方感到不自在					
71. 感到任何事情都很困难					
72. 一阵阵恐惧或惊恐					
73. 感到在公共场合吃东西很不舒服					
74. 常与人争论					
75. 独自一人时神经很紧张					

自评症状	没有	较轻	中度	相当重	严重
	1	2	3	4	5
76. 别人对您的成绩没有作出恰当的评价					
77. 即使和别人在一起也感到孤单					
78. 感到坐立不安、心神不定					
79. 感到自己没有什么价值					
80. 感到熟悉的东西变陌生或不像是真的					
81. 大叫或摔东西					
82. 害怕会在公共场合昏倒					
83. 感到别人想占您的便宜					
84. 为一些有关"性"的想法而感到很苦恼					
85. 您认为应该因为自己的过错而受到惩罚					
86. 感到要赶快把事情做完					
87. 感到自己的身体有严重问题					
88. 从未感到与其他人很亲近					
89. 感到自己有罪					
90. 感到自己的脑子有毛病					

计分方法:

统计指标: SCL-90 的统计指标主要有以下各项,最常用的是总分与因子分。

1. 单项分: 90 个项目的个别评分值。

2. 总分: 90 个单项分相加之和。

3. 总均分: 总分 / 90。

4. 阳性项目数: 单项分 ≥ 2 的项目数。表示患者在多少项目中呈现"有症状"。

5. 阴性项目数: 单项分 = 1 的项目数,即阴性项目数 = 90 — 阳性项目数。表示患者"无症状"的项目有多少。

6. 阳性症状均分: 阳性项目总分 / 阳性项目数;另一种计算方法为(总分 — 阴性项目数总分)/ 阳性项目数。表示患者在所谓阳性项目("有症状"项目)中的平均得分,反映该患者自我感觉不佳的项目的严重程度究竟处于哪个范围。

7. 因子分: 共包括 9 个因子,还有一些归为"其他"。其因子名称及所包含项目如下。

(1)躯体化: 包括 1, 4, 12, 27, 40, 42, 48, 49, 52, 53, 56 和 58,共 12 项。该因子主要反映主观的身体不适感。

(2)强迫症状: 包括 3, 9, 10, 28, 38, 45, 46, 51, 55 和 65,共 10 项。反映临床上的强迫症状群。

(3)人际关系敏感: 包括 6, 21, 34, 36, 37, 41, 61, 69 和 73,共 9 项。主要指某些个人不自在感和自卑感,尤其在与其他人相比较时更突出。

续表

（4）抑郁：包括 5，14，15，20，22，26，29，30，31，32，54，71 和 79，共 13 项。反映与临床上抑郁症状群相联系的广泛的概念。

（5）焦虑：包括 2，17，23，33，39，57，72，78，80 和 86，共 10 项，指在临床上与焦虑症状群有明显联系的精神症状及体验。

（6）敌对：包括 11，24，63，67，74 和 81，共 6 项。主要从思维、情感及行为三方面来反映患者的敌对表现。

（7）恐怖：包括 13，25，47，50，70，75 和 82，共 7 项。与传统的恐怖状态或广场恐怖所反映的内容基本一致。

（8）偏执：包括 8，18，43，68，76 和 83，共 6 项。主要指猜疑和关系妄想等。

（9）精神病性：包括 7，16，35，62，77，84，85，87，88 和 90，共 10 项。主要涉及幻听、思维播散、被洞悉感等，反映精神分裂样症状。

（10）其他：19，44，59，60，64，66 及 89，共 7 个项目未能归入上述因子，它们主要反映睡眠及饮食情况。我们在有些资料分析中，将之归为因子 10"其他"。

3. 突发公共卫生事件问卷

突发公共卫生事件问卷（Psychological Questionnaires for Emergent Events of Public Health，PQEEPH）共有 25 个项目，分为抑郁、神经衰弱、恐惧、强迫 - 焦虑和疑病 5 个维度。

注意事项：突发公共卫生事件问卷是在 SARS 流行期开展的人群心理调查工作中编制完成的，有些项目内容是针对 SARS 设计的，对其他突发公共卫生事件可能存在适用性问题。COVID-19 疫情与 SARS 疫情存在高度相似性，故而可以使用本问卷。本量表来自《行为医学量表手册》（2005 年版）。具体内容及评分方法见表 3-3。

表 3-3 突发公共卫生事件问卷的具体内容及评分方法

说明： 请你根据自己在突发公共卫生事件期间的行为与感受，对照下面的每一条描述，选择最适当的答案。

第一部分	没有	轻度	中度	重度
1.担心自己和家人被感染	0	1	2	3
2.对异性不再像从前那样注意了	0	1	2	3
3.反复洗手，擦洗东西，但总觉得不够干净	0	1	2	3
4.感到没有精神，脑子变迟钝，注意力不集中，记忆力差	0	1	2	3

5. 感到心跳加快，出汗，脸红	0	1	2	3
6. 精力比以前差	0	1	2	3
7. 精神容易疲劳而且不易恢复	0	1	2	3
8. 没有食欲，体重明显减轻	0	1	2	3
9. 脑子不如以前灵活了	0	1	2	3
10. 碰到与突发公共卫生事件相关的事情，就觉得害怕，心跳加快	0	1	2	3
11. 有头晕、心慌、腹胀、便秘或腹泻等症状	0	1	2	3
12. 头痛，浑身肌肉酸痛	0	1	2	3
13. 有种不祥的预感	0	1	2	3
14. 在人群聚集的地方特别是医院附近，感到紧张不安，提心吊胆	0	1	2	3
第二部分	偶尔	有时	经常	总是
1. 对什么都没有兴趣	0	1	2	3
2. 非常在意身体上出现的任何不舒服情况	0	1	2	3
3. 出现与突发公共卫生事件相关的症状，怀疑自己已经感染	0	1	2	3
4. 胡思乱想而无法控制	0	1	2	3
5. 尽量不去医院或人群聚集的地方，与人接触时也总戴着口罩	0	1	2	3
6. 觉得烦恼，容易发脾气	0	1	2	3
7. 觉得自己很没用	0	1	2	3
8. 明知道无济于事，但无法控制地反复考虑、反复洗手	0	1	2	3
9. 去医院看病确定自己是不是已经被感染	0	1	2	3
10. 睡眠不好（入睡困难、多梦、醒后不解乏、睡眠节律紊乱）	0	1	2	3
11. 无法控制过分的紧张害怕	0	1	2	3
12. 想一死了之	0	1	2	3
13. 想到与突发公共卫生事件有关的东西，就没有心思干别的事情	0	1	2	3

计分方法： 5个维度的项目组成分别是：抑郁（第一部分4，6，7，8，9，12项），神经衰弱（第二部分4，6，7，10项），恐惧（第一部分1，3，10，14项；第二部分2，5项），强迫－焦虑（第一部分5，11项；第2部分11，12，13项），

续表

疑病（第2部分3，9项）。
被试者按情绪反应发生的程度（没有、轻度、中度、重度）和频度（偶尔、有时、经常、总是），对应评0，1，2，3分。每个维度的总分除以项目数，即为该维度的得分，理论最高值为3，理论最小值为0。

4. 焦虑情绪评定：广泛性焦虑障碍量表

广泛性焦虑症（generalized anxiety disorder，GAD）是一种以长期持续紧张不安与过度焦虑为核心症状的精神障碍。患者过度担心有关经济、家庭、健康、未来等多种事物而难以控制，多伴有非特异性的心理和躯体症状，是最常见的焦虑障碍。

广泛性焦虑障碍量表（generalized anxiety disorder-7，GAD-7）是目前临床上用于评估广泛性焦虑症的简洁且行之有效的方式之一。GAD-7根据被试者过去2周内的状况，评估其是否存在下列描述的状况，并评估频率。本量表由Spitzer等根据《美国精神障碍诊断统计手册（第四版）》（DSM-IV）编制。具体内容及评分方法见表3-4。

表3-4 GAD-7的具体内容及评分方法

在过去2周，您有多少时间受到以下任何问题困扰？	完全不会	几天	一半以上的日子	几乎每天
1. 感觉紧张、焦虑或急切	0	1	2	3
2. 不能够停止或控制担忧	0	1	2	3
3. 对各种各样的事情担忧过多	0	1	2	3
4. 很难放松下来	0	1	2	3
5. 由于不安而无法静坐	0	1	2	3
6. 变得容易烦恼或急躁	0	1	2	3
7. 感到似乎将有可怕的事情发生而害怕	0	1	2	3
总 分				

计分方法：各项目分数相加即为总分。根据总分进行评估：0～4分，无；5～9分，轻度；10～14分，中度；15～21分，重度。

5. 抑郁情绪评定：患者健康问卷

患者健康问卷（patient health questionnaire-9，PHQ-9）包含 DSM-IV 中全部 9 项诊断标准，询问患者在过去 2 周内是否被这些症状所困扰，是用于评估抑郁情绪程度的实用工具。本量表由 Spitzer 等根据 DSM-IV 编制。具体内容及评分方法见表 3-5。

表 3-5　PHQ-9 的具体内容及评分方法

指导语： 在过去 2 周内，您被下述问题困扰的频繁程度如何？	完全没有	有几天	超过一半的时间	几乎每天
1. 没有兴趣或乐趣做事情	0	1	2	3
2. 心情差、沮丧或者感觉生活没有希望	0	1	2	3
3. 难以入睡，或者容易醒，或睡得太多	0	1	2	3
4. 感到疲倦或者没有精力	0	1	2	3
5. 胃口差或者吃得过多	0	1	2	3
6. 自我感觉很差，或者是个失败者，或者让自己和家人失望	0	1	2	3
7. 很难集中精神做事情，如看报纸或看电视	0	1	2	3
8. 活动或讲话的速度很慢，别人都能看出来；或者相反，变得比平时更烦躁或坐立不安、走来走去	0	1	2	3
9. 有活着不如死了好或以某种方法伤害自己的想法	0	1	2	3
总　分				

计分方法： 各项分数相加即为总分。这 9 道题目的总分从 0（无抑郁症状）到 27（严重抑郁）。5～9 分，提示存在抑郁症状；10～14 分，提示轻度抑郁；15～19 分，提示中重度抑郁；20 分以上，提示严重抑郁。

6. 睡眠质量评定：匹兹堡睡眠质量指数量表

匹兹堡睡眠质量指数（Pittsburgh sleep quality index, PSQI）量表用于评定被试者最近 1 个月的睡眠质量。共有 7 个因子，每个因子按 0 ～ 3 分等级计分，累积各因子成分得分为匹兹堡睡眠质量指数量表的总分，总分范围为 0 ～ 21 分，得分越高，表示睡眠质量越差。本量表应用广泛，但是记分方式比较复杂。本书量表来自张明园编制的《精神科评定量表手册》。其具体内容及评分方法见表 3-6。

表 3-6　PSQI 量表的具体内容及评分方法

> **指导语：** 下面一些问题是关于您最近 1 个月的睡眠情况，请选择填写最符合您近 1 个月实际情况的答案。请回答下列问题。
>
> 1. 近 1 个月，晚上上床睡觉通常_____点钟。
> 2. 近 1 个月，从上床到入睡通常需要_____分钟。
> 3. 近 1 个月，早上通常_____点起床。
> 4. 近 1 个月，每夜通常实际睡眠_____小时（不等于卧床时间）。
> 5. 对下列问题请选择 1 个最适合您的答案。
> 近 1 个月来，因下列情况影响睡眠而烦恼。
> a. 入睡困难（30 分钟内不能入睡）
> 　　　　　　　　　　（1）无（2）＜ 1 次／周（3）1 ～ 2 次／周（4）≥ 3 次／周
> b. 夜间易醒或早醒　　（1）无（2）＜ 1 次／周（3）1 ～ 2 次／周（4）≥ 3 次／周
> c. 夜间去厕所　　　　（1）无（2）＜ 1 次／周（3）1 ～ 2 次／周（4）≥ 3 次／周
> d. 呼吸不畅　　　　　（1）无（2）＜ 1 次／周（3）1 ～ 2 次／周（4）≥ 3 次／周
> e. 咳嗽或鼾声高　　　（1）无（2）＜ 1 次／周（3）1 ～ 2 次／周（4）≥ 3 次／周
> f. 感觉冷　　　　　　（1）无（2）＜ 1 次／周（3）1 ～ 2 次／周（4）≥ 3 次／周
> g. 感觉热　　　　　　（1）无（2）＜ 1 次／周（3）1 ～ 2 次／周（4）≥ 3 次／周
> h. 做噩梦　　　　　　（1）无（2）＜ 1 次／周（3）1 ～ 2 次／周（4）≥ 3 次／周
> i. 疼痛不适　　　　　（1）无（2）＜ 1 次／周（3）1 ～ 2 次／周（4）≥ 3 次／周
> j. 其他影响睡眠的事情　（1）无（2）＜ 1 次／周（3）1 ～ 2 次／周（4）≥ 3 次／周
> 如有，请说明：
> 6. 近 1 个月，总的来说，您认为自己的睡眠质量：
> 　（1）很好（2）较好（3）较差（4）很差。
> 7. 近 1 个月，您用药物催眠的情况：
> 　（1）无（2）＜ 1 次／周（3）1 ～ 2 次／周（4）≥ 3 次／周。
> 8. 近 1 个月，您常感到困倦吗？
> 　（1）无（2）＜ 1 次／周（3）1 ～ 2 次／周（4）≥ 3 次／周。
> 9. 近 1 个月，您做事情的精力不足吗？
> 　（1）没有（2）偶尔有（3）有时有（4）经常有。

计分方法：

各成分含义及计分方法：

Ⅰ.**睡眠质量：**

根据条目6计分。很好，计0分；较好，计1分；较差，计2分；很差，计3分。

Ⅱ.**入睡时间：**

1.条目2的计分为：≤15分，计0分；16～30分，计1分；31～60分，计2分；＞60分，计3分。

2.条目5a的计分为：无，计0分；＜1次/周，计1分；1～2次/周，计2分；≥3次/周，计3分。

3.累计条目2和5a的计分，若累加分为0，计0分；1～2，计1分，3～4，计2分；5～6，计3分。

计分结果即为成分Ⅱ得分。

Ⅲ.**睡眠时间：**

根据条目4计分：＞7小时，计0分；6～7小时，计1分；5～6小时，计2分；＜5小时，计3分。

Ⅳ.**睡眠效率：**

1.床上时间＝起床时间（条目3）—上床时间（条目1）。

2.睡眠效率＝睡眠时间（条目4）/床上时间×100%。

3.成分Ⅳ计分为睡眠效率＞85%，计0分；75%～84%，计1分；65%～74%，计2分；＜65%，计3分。

Ⅴ.**睡眠障碍：**

条目5b～5j应答计分：无，计0分；＜1次/周，计1分；1～2次/周，计2分；≥3次/周，计3分。累计5b和5j各条分：若累计分为0，成分Ⅴ计分为0；累计分为1～9，计1分；10～18，计2分；19～27，计3分。

Ⅵ.**催眠药物：**

根据条目7计分：无，计0分；＜1次/周，计1分；1～2次/周，计2分；≥3次/周，计3分。

Ⅶ.**日间功能障碍：**

1.条目8计分：无，计0分；＜1次/周，计1分；1～2次/周，计2分；≥3次/周，计3分。

2.条目9计分：没有，计0分；偶尔有，计1分；有时有，计2分；经常有，计3分。

3.条目8和条目9累计：若累计分为0，则成分Ⅶ为0分；1～2，为1分；3～4，为2分；5～6，为3分。

PSQI总分＝成分Ⅰ＋成分Ⅱ＋成分Ⅲ＋成分Ⅳ＋成分Ⅴ＋成分Ⅵ＋成分Ⅶ。

7. 愤怒情绪的评估：情绪调节问卷

情绪调节问卷（emotion regulation questionnaire，ERQ）由美国斯坦福大学的 Gross 开发。问卷共分为两个维度，即认知重评（cognitive reappraisal）和表达抑制（expression suppression）；共有 10 个项目，认知重评维度有 6 个项目，表达抑制维度有 4 个项目，两个分量表都至少包含一项对消极情绪的调节和积极情绪的调节。7 点计分，得分越高，表明情绪调节策略的使用频率越高。具体内容及评分方法见表 3-7。

表 3-7　ERQ 的具体内容及评分方法

指导语：在这一部分，我们有一些关于您的情绪生活的问题要问您，尤其是您如何调节您的情绪。我们评估的是您的情绪生活的两部分内容：一部分是您的情绪体验，或者说是您内心的感受是什么；另一部分是您的情绪表达，或者说是您如何用言语、姿势或者行为等方式来表达情绪。虽然一些问题看起来与其他问题类似，但它们其实有相当程度的不同。对下面的每一项表述，请用画圈的方式在每个表述对应的等级上表明您赞同或者不赞同的水平。

	完全不同意	比较不同意	有点不同意	中性	有点同意	比较同意	完全同意
1. 当我想感受一些积极的情绪（如快乐或高兴）时，我会改变自己思考问题的角度	1	2	3	4	5	6	7
2. 我不会表露自己的情绪	1	2	3	4	5	6	7
3. 当我想少感受一些消极的情绪（如悲伤或愤怒）时，我会改变自己思考问题的角度	1	2	3	4	5	6	7
4. 当感受到积极情绪时，我会很小心地不让它们表露出来	1	2	3	4	5	6	7
5. 在面对压力情境时，我会使自己以一种有助于保持平静的方式来考虑它	1	2	3	4	5	6	7

	完全不同意	比较不同意	有点不同意	中性	有点同意	比较同意	完全同意
6. 我控制自己情绪的方式是不表达它们	1	2	3	4	5	6	7
7. 当我想多感受一些积极的情绪时，我会改变自己对情境的考虑方式	1	2	3	4	5	6	7
8. 我会通过改变对情境的考虑方式来控制自己的情绪	1	2	3	4	5	6	7
9. 当感受到消极的情绪时，我确定不会表露它们	1	2	3	4	5	6	7
10. 当我想少感受一些消极的情绪时，我会改变自己对情境的考虑方式	1	2	3	4	5	6	7

计分方法： 第 2，4，6，9 题属于表达抑制，将其分数相加即可；其余题目是认知重评，同样是将其分数相加即可。得分越高，表明情绪调节策略的使用频率越高。

8. 心理能量耗竭评估：情绪耗竭量表

情绪耗竭量表（emotional exhaustion scale，EES）由派因斯（Pines）和阿伦森（Aronson）编写，要求被测量者回答自己在生活中所感受到的、与压力相关的 21 个事件的发生频度，然后以频度相对应的等级来评定身体和情绪状态。情绪耗竭量表主要测量耗竭感，这种感觉被认为是倦怠的最主要方面。心理能量作为我们在应对心理危机时可调动的重要资源，一旦受到损害，继而会引发心理层面的其他多方面问题。情绪耗竭量表能帮助我们快速了解自己的心理能量耗竭状况，以便及时调整状态，是一种简便有效的工具。但是如果结果显示心理能量耗竭程度较高，也不应给自己贴上标签，因为心理能量耗竭通常是暂时的，通过及时调整即可改善。情绪耗竭量表的具体内容及评分方法见表 3-8。

表3-8　情绪耗竭量表的具体内容及评分方法

指导语： 本量表采用李克特7点量表，1＝从来没有；2＝难得会有；3＝很少有；4＝有时有；5＝常常有；6＝一直有；7＝总是有。

	从来没有	难得会有	很少有	有时有	常常有	一直有	总是有
1. 我觉得疲倦	1	2	3	4	5	6	7
2. 我感觉抑郁	1	2	3	4	5	6	7
3. 我觉得很开心	1	2	3	4	5	6	7
4. 我觉得全身筋疲力尽	1	2	3	4	5	6	7
5. 我觉得情绪很差，脑袋昏昏沉沉	1	2	3	4	5	6	7
6. 我觉得快乐	1	2	3	4	5	6	7
7. 我觉得就要崩溃了	1	2	3	4	5	6	7
8. 我觉得再也受不了了	1	2	3	4	5	6	7
9. 我觉得不开心	1	2	3	4	5	6	7
10. 我感觉没劲了	1	2	3	4	5	6	7
11. 我感觉陷入困境	1	2	3	4	5	6	7
12. 我感觉没有价值	1	2	3	4	5	6	7
13. 我觉得厌倦	1	2	3	4	5	6	7
14. 我觉得不安	1	2	3	4	5	6	7
15. 我感觉大失所望，心里充满怨恨	1	2	3	4	5	6	7
16. 我感觉很虚弱，很容易生病	1	2	3	4	5	6	7
17. 我感觉没有希望	1	2	3	4	5	6	7
18. 我感觉不被接受	1	2	3	4	5	6	7
19. 我感觉很乐观	1	2	3	4	5	6	7
20. 我感觉充满活力	1	2	3	4	5	6	7
21. 我感觉焦虑	1	2	3	4	5	6	7

计分方法： 上述第3，6，19，20题进行反向计分（例如：勾选了2，即计为6分）后，与其他各题分数相加，得到总分。分数越高，提示耗竭程度越高。

9. 认知决策功能评估

抑郁症觉察缺陷问卷（perceived deficits questionnaire for depression，PDQ-D）为自评量表，适用于抑郁症患者评估认知症状。在COVID-19疫情心理危机事件下，人们容易因情绪状态引发认知功能障碍，故 PDQ-D 同样适合于本次危机。PDQ-D 由 4 部分组成，即注意力、回顾性记忆、前瞻性记忆和规划。完成 PDQ-D 测评约需 15 分钟。该问卷可用于快速多方面的认知功能评估。相比于常规的认知功能他评工具，虽然该问卷不能非常准确地让我们了解被试者的认知功能水平，但是便于自测，可以让患者快速地对自己的认知功能状况有个大致了解，是一个简便有效的工具。该问卷来自于石川编译的 PDQ-D 中文版本。其具体内容及评分方法见表 3-9。

表 3-9　PDQ-D 的具体内容及评分方法

指导语：如下描述的是人们在记忆力、注意力或集中度方面可能遇到的问题。请根据过去 7 天的情况选择最适合自己的答案。

过去 7 天你多少次……	从来没有	很少（1~2次）	有时（3~5次）	经常（几乎每天一次）	很经常（大于每天一次）
1. 说话时忘记刚才说到哪了	□	□	□	□	□
2. 很难记得别人的名字，甚至是你已经见过几次的人	□	□	□	□	□
3. 忘记进屋干什么	□	□	□	□	□
4. 很难把事情条理化	□	□	□	□	□
5. 在谈话中对别人说的话很难集中注意力	□	□	□	□	□
6. 忘记你是否做过某事	□	□	□	□	□
7. 忘记安排好的会议	□	□	□	□	□
8. 很难计划今天做什么	□	□	□	□	□
9. 阅读的时候很难集中注意力	□	□	□	□	□
10. 忘记过去 24 小时你做过的事情	□	□	□	□	□

续表

过去 7 天你多少次……	从来没有	很少（1～2次）	有时（3～5次）	经常（几乎每天一次）	很经常（大于每天一次）
11. 忘记日期，除非你查看过	☐	☐	☐	☐	☐
12. 即使有很多事情要做，也很难开始	☐	☐	☐	☐	☐
13. 发现你心不在焉	☐	☐	☐	☐	☐
14. 打完电话之后忘记交谈的内容	☐	☐	☐	☐	☐
15. 忘记日常生活中的一些事，比如锁门、关闭水龙头或定闹钟	☐	☐	☐	☐	☐
16. 感觉大脑一片空白	☐	☐	☐	☐	☐
17. 即使看了几秒仍很难记住数字	☐	☐	☐	☐	☐
18. 忘记两三天前做过的事情	☐	☐	☐	☐	☐
19. 忘记吃药	☐	☐	☐	☐	☐
20. 很难做决定	☐	☐	☐	☐	☐

计分方法： 将各项分数相加即为总分。该问卷上的每一项评定从 0（从来没有）至 4（很经常）。20 项的总分范围为 0～80，分数越高，反映认知损害越严重。

实施标准化测验的基本原则是努力减少无关因素对测验结果的影响。心理评估是一项复杂而细致的工作，强调针对性、合理性，除掌握基本的操作办法之外，还需要遵守一定的规则，才能使心理评估的过程及结果更加客观合理。尤其是在针对此类心理应激进行评估时，需要考虑的因素更多。我们需要排除多方因素的影响，最终得到一个相对可靠的结果。

三　评估工具的使用要点

1. 指导语

提供准确易懂的指导语。指导语一般是对测验的说明和解释。一般来说，由主试者（测验师或者提供测验者）念给被试者（接受测试者）听，再由被试者完成测验。由于上述量表属于自测量表，所以一般需要自测者自行阅读后完成测验。上文中每份问卷均已提供指导语，如果自测者受文化程度限制，无法准确理解意思，也可以请他人帮忙解释后再完成测试。

2. 时　限

上述量表在时限方面没有明确的规定，但是要求在阅读流畅的情况下尽可能一次性完成。

3. 隐私性

心理测验过程及其结果均属于个人隐私，有他人在场的情况下可能影响测验过程及结果，故而尽可能选择在没有人或者干扰较少的情况下完成测验。测验结束后自行保管测验结果。

4. 测验结果

上述量表均提供了测验记分方法及结果解释办法，可以自行对照进行分数计算，并且对照结果查看自己的状况。但是在解读结果时需要注意，不要因为测验结果而给自己贴上标签，当结果提示存在心理健康问题时，需要及时咨询专业人士，寻求更加准确的解读。

（石川　胡婵婵）

第四章

COVID-19 危机下的
整合心理干预

CHAPTER
4

新型冠状病毒是人类未知的新型病毒。COVID-19 疫情暴发后所致的公共卫生危机已经严重影响了感染者、密切接触者、医护人员和公众的心理健康。针对患者的心理干预也是急性期诊疗的重要环节之一。

公共危机下的心理干预对象是那些近期因严重危机事件而遭受重大创伤的人们。然而，并不是每个遭受危机事件的人都需要也愿意接受心理干预。需要即时接受专业心理干预和医疗帮助以维护身心健康的人群有：受到严重的、危及生命安全的伤害，需要紧急医疗救治的人；因过分心烦意乱而不能照顾自己或孩子的人；有可能伤害自己的人；有可能伤害别人的人。可见，COVID-19 确诊患者、疑似患者、医护人员及普通大众都是此次危机事件下需要心理干预的对象。当然，不应强迫以上人群接受心理干预，而应为愿意接受心理干预的人提供心理干预服务。

除需要对近期遭受危机事件影响的人群马上进行心理干预外，我们还需要对部分人群进行长期的心理支持，指导其在漫长的时间内进行自我调适，预防严重的心理或精神障碍的发生。在早期初次接触心理困扰人群时，心理干预者可以为他们提供心理援助，这通常是在危机事件发生过程中或刚刚发生时，有时也可能是在危机事件发生几天或几周之后，需要根据危机事件的持续时间和严重程度来决定。

第一节　公共危机事件中的心理干预

　　公共危机事件是指对公众健康生命安全和社会舆论造成严重影响的重大事件，包括：①自然灾害，如1998年特大洪水、2008年汶川地震和2010年玉树地震等；②传染性疾病，如2003年SARS事件、2009年H1N1禽流感事件和2019年COVID-19疫情等；③恐怖袭击，如美国"9·11"事件和2017年伦敦地铁爆炸事件等；④其他造成重大影响的公众事件，如三聚氰胺事件等。

　　任何突发性公共危机事件都会造成短期（急性期）和中长期（慢性期）影响，包括所涉及人员出现各种心理问题，甚至增加发生精神疾病的风险，出现急性应激障碍、创伤后应激障碍、焦虑及抑郁等。与之相对应，突发公共卫生事件导致的心理危机类型包括急性应激障碍、创伤后应激障碍、抑郁及焦虑等。若不及时进行干预，将会造成长期且深远的心理健康损害。如果急性应激障碍症状在短期内不能得到缓解，则很可能发展为创伤后应激障碍，且可持续多年。流行病学研究发现，在经历重大突发公共危机事件后，抑郁的患病率从5.4%至52%不等，自杀率也显著上升。距汶川地震发生8年后，成年幸存者的自杀意念、自杀计划和自杀未遂的发生率仍分别为9.06%、2.97%和3.31%，高于我国普通人群的平均自杀水平，而其自杀行为与创伤后应激障碍显著相关。2003年的SARS事件，患者和隔离观察者曾出现严重的心理问题，如出现投掷粪便和自杀等过激行为。

对突发公共危机事件的危机干预始于 1942 年的波士顿俱乐部火灾，Lindemann 对这次火灾 493 名死者的家属和幸存者灾后的哀伤和居丧反应进行了心理干预。19 世纪 70 年代后期，美国建立了比较完善的心理干预体系，该体系在美国"9·11"事件等突发公共危机事件中发挥了重要的作用。目前，国际通用的危机干预模式包括平衡模式、认知模式和心理转变模式三个类型，分别从恢复危机前的心理平衡，改变非理性的认知，以及改变心理、环境和社会三方面的交互作用进行干预。此外，也出现一些整合的干预模式，如面向社会团体的关注教育、支持和训练的社会资源工程模式，在突发性和创伤性危机情境中进行系统的接纳与承诺疗法（acceptance and commitment therapy, ACT）危机干预模式 [包括评估（assessment）、危机干预（crisis intervention）和创伤治疗（trauma treatment）]。ACT 危机干预模式被有效地应用于美国"9·11"事件后的心理危机处理。

我国灾难后的心理干预发展迅速。2002 年大连空难后，遇难家属和员工同事们接受了国内最早的专业灾难后心理干预。2003 年 SARS 事件发生后，我国在大型公共危机事件的心理干预方面积累了丰富的经验。

不同的干预者选择不同的干预手段。王择青等对住院患者采取电话心理咨询（主动和被动）、文字材料自我调适及面对面危机干预的方式，结果发现患者主动电话心理咨询的有效率最高（95.7%），文字材料自我调适的有效率最低（19.5 %），面对面危机干预的有效率居中（80%）。Wong 等对我国香港地区 SARS 疫情心理干预的研究表明，最常采用的有效应对策略有接受、主动应对和积极构建。随后，樊富珉将 SARS 期间危机心理干预方式总结为电话热线心理援助、个别心理咨询、团体辅导、健康讲座、网络在线咨询及精神科医生转介几种方式，主要涉及线上、线下的危机干预模式，具体策略以心理支持和放松技巧为主。2008 年汶川地震发生后，由政府组织的专业心理救援队伍与民间自发的志愿者组织都积极参与了灾难后心理干预，但干预结果表明，在有些行动中的心理干预介入的及时性与长效性、干预对象的全面性、规划的统一协调性、技术手段的成熟性及专业素养的差异性是值得总结和改进的。近年来，随着精神卫生事业的发展及危机干预领域研究的广泛进展，心理危机干预的主要分类、危机评估模型也日渐明确。

国内学者曾对急性期危机干预方法作出评价：①一些干预技术有充分的循证医学证据，如聚焦创伤的认知行为治疗（trauma-focused cognitive behavioral therapy，TFCBT）对成年人急性应激或创伤后应激障碍的干预，眼动脱敏再加工技术（eye-movement desensitization and reprocessing，EMDR）对慢性创伤后应激障碍症状的干预；②另一些技术则缺乏充足的循证医学证据或各证据显示的疗效不一致，但在临床评价方面表现出正性评价，如心理急救（psychological first aid，PFA）和紧急事件应激晤谈（critical incident stress debriefing，CISD）。

因此，针对公共危机下的心理干预，采用灵活、多样性、个性化、多模式的整合模式，在不同危机情境下选择不局限于特定情形的干预方法，能够取得比单一干预技术更好的干预疗效。整合模式值得广泛推荐和应用。

自 2019 年 12 月以来，在湖北省武汉市陆续发现了多例 COVID-19 病例，随着疫情的迅速蔓延，紧张、恐慌、无助的"情绪疫情"也在扩散，这不仅会损害大众的身体健康，而且会严重影响大众的心理健康。2020 年 1 月 30 日，世界卫生组织宣布将新型冠状病毒感染肺炎疫情列为国际关注的突发公共卫生事件。截至 2 月初，新型冠状病毒的防控形势仍极为严峻，全国各地的确诊和疑似病例数仍不断增加。当前形势下，如何在临床诊疗的基础上实施心理危机干预，保障患者及其他各类人群的心理健康，是广大医务工作者面临的新挑战。

为应对 COVID-19 疫情所造成的心理危机，国家卫生健康委员会办公厅于 2020 年 1 月 26 日印发了《关于印发新型冠状病毒感染的肺炎疫情紧急心理危机干预指导原则的通知》，对疫情心理干预原则、方案、内容进行了清晰的指导，为针对患者的心理应激干预提供了充分的指导意见。既往的经验提示我们，早期的心理危机干预是有效的，不同的心理干预方式效果不同，如何整合不同的治疗技术及治疗形式是对特殊时期心理干预的挑战。

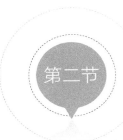

第二节　不同人群的心理干预

在传染性强、传播速度快的疾病的治疗过程中，为患者、普通大众和医护人员提供及时、恰当的心理干预是非常重要的。

 COVID-19 患者的心理干预

适当的心理干预不仅能帮助患者了解自己的情况，积极配合医生治疗，而且能预防创伤后应激障碍的发生。针对患者及其家属在不同病情阶段的不同心理需求，结合公共危机心理干预相关资料，根据病情进展情况，本小节分确诊前（疑似）、确诊后、痊愈／死亡三个阶段叙述心理干预内容。

（一）疑似患者的心理干预

1. 疑似患者的一般心理特征

多数疑似患者在确诊前或已经出现发热、干咳、乏力等症状，且常常处于隔离状态。对于处于隔离阶段的疑似患者来说，隔离会给他们造成孤独感；如果他们不是和家人一起隔离，那么还可能产生分离感。这种状况不仅会在客观上削弱患者的社会支持系统（social support network），而且会造成其在主观上产生孤立无援感甚至被抛弃感，从而使患者对治疗丧失信心而不积极寻求援助。与此同时，等待确诊的过程无疑也是煎熬的，由此引发的焦虑感会给患者造成极大的压力。科学研究表明，过度的压力不仅会影响心理健康，而且会导致身体机能和免疫力下降，让疑似患者在疾病面前更加脆弱。对于那些尚未隔离的疑似患者，他们除有焦虑感外，还有社会压力下的耻辱感。疑似患者害怕被歧视、被孤立，往往会选择回避治疗，而这只会造成更糟糕的社会影响。

综上所述，疑似患者的心理问题与他们寻求和接受治疗的积极性密切相关。有证据表明，来自求助者的主动联系能够有效提高心理援助的有效率。因此，我们首先应该做的是引导疑似患者主动求助。为了引导他们主动求助，广泛的宣传和通畅的求助渠道是非常重要的。此外，我们还应该甄别那些处在心理危机中急需帮助的人。许多疑似患者会呈现较为极端的心理状态，我们可以通过网络调查、现场调查等渠道发现这部分人群，并主动联系他们，为其提供心理援助。

2. 疑似患者的具体干预措施

在联系到需要帮助的人之后，首先应该做的是询问情况，了解他们现阶段的各种基本需求；其次，协助他们解决基本生存问题（是否需要水、食物等），帮助他们联系收治的医院，解决生理层面上的问题；最后，授人以鱼不如授人以渔，仅凭医务工作人员无法全面满足病患的各种需求，而更有效的方式是建立一个完善的求助网络，让患者能够与多方资源迅速对接。

在满足基本需求后，我们可以对疑似患者进行基础医疗知识教育和心理教育。其一是基础医疗知识教育。部分疑似患者对隔离比较排斥。针对这部分患者，我们可以给他们科普传染性疾病的危害性和隔离的重要性，在他们认识到隔离的作用后，这种排斥心理自然也可以得到缓解。另外，给疑似患者解释清楚病程的进展也是非常重要的，这可以帮助他们了解自己的身体和症状，缓解未知所造成的焦虑和恐慌。其二是心理教育。援助者应该引导患者正确认识自己的情绪和心理状态，并引导患者通过健康的途径排解自己的负面情绪，可以向其传授一些具体的放松技巧，如肌肉放松训练、呼吸放松训练等。这些放松技巧不仅能够抚慰患者的身心，而且还能让他们重新找回对自己身体的掌控感，从而建立起对抗病魔的信心。如果疑似患者是单独隔离的，那么还要进一步确认他们是否能联系到亲人和朋友，并帮助那些与亲友失去联系的疑似患者重建社会支持系统，让他们不再感到孤单。

3. 弱势群体的干预措施

弱势群体可能存在特殊的心理需求，此时我们也应该给予他们特别的关心并提供额外的帮助。

对于幼儿和儿童，父母和其他家长是他们安全感的来源和依赖的对象。如果他们的家长被隔离，那么这种分离可能导致他们出现一些困扰反应，甚至是痛苦反应。在可能的情况下，应尽量让幼儿和儿童与家长在一起，即使他们最亲密的家长不能参与照料也要尽量寻找他们熟悉的成年人来照料他们。同时，还应该为照料者提供支持和引导，告诉他们如何帮助幼儿和儿童度过这段时期。

对于妊娠期妇女来说，如果被隔离，她们最担心的是其胎儿状况。因此，在援助妊娠期妇女时，应及时向她们科普医学常识并予以安抚，让她们同时了解自己和胎儿的情况。

对于残障人群或有基础疾病的人群，他们本身已承受了较大的社会、经济和情感压力，在出现 COVID-19 症状时更易悲观，产生诸如自己会拖累家人等负面想法。因此，我们应该确保他们获得除缓解 COVID-19 相关症状之外的额外的医疗服务，并实时关注他们的心理动态，或提醒其家属多加留意。

（二）确诊患者的心理干预

若患者有了确切的诊断，则我们下一步的工作重点将转移，即在对症治疗的基础上着重了解患者的应激反应，引导他们保持乐观心态，积极配合治疗。此时，在提供心理援助时，我们应当在原有对疑似患者教育的基础上对患者进一步进行病情相关基础知识的科普和教育；另外，援助者也应该注意对自身的保护，除采取现场一对一的心理干预之外，还可以通过网络，如利用微信平台、网络直播平台、网络电话等进行一对多的心理干预。

在心理干预过程中，应多角度、全方位地照顾患者的心理状态。首先，需要营造良好的医患关系。紧张的医患关系既会增加医务人员的压力，也会让患者排斥治疗，从而影响治疗效果。医患关系不仅仅包括医生与患者的关系，还包括医生与患者家属的关系。在对确诊患者的治疗过程中，患者家属也同样承受着巨大的压力，在高压状态下可能做出阻碍治疗的极端行为。因此，医生应当与患者及其家属建立平和的沟通模式，避免他们产生烦躁和敌对情绪。

在医院里的日子无疑是枯燥乏味且压抑的。此时，尽管医院的硬件设施有限，但仍可积极改善软件环境，用一些小技巧来降低患者的压力，如播放可爱的动物视频或搞笑视频，提供稳定的无线网络或无限流量服务等。

虽然 COVID-19 具有传染性，为避免交叉感染不应让患者相互直接接触，但在大型公共卫生危机中，患者之间的守望相助能够建立新的社会支持系统，成为治疗的重要助力。因此，医院可以组织线上互助小组，如建立微信群等，让患者们交流病情，互相鼓励。

（三）痊愈患者、死亡患者家属的心理干预

针对治愈患者，下一步的工作重点应该放在创伤相关精神障碍（trauma-related disorders），如创伤后应激障碍的预防和治疗上。在患者出院前，应对其进行相关的心理健康知识科普，为其提供心理评估或自测、援助及治疗的平台和资源。组织培训，

促进二级医院及社区服务人员了解心理创伤知识，使这些人员能帮助治愈后的患者。若该疾病对患者的家庭关系造成影响，还可以对其采取家庭疗法（family therapy），帮助患者及其家属重建社会支持系统，使他们早日回归正常的健康的社会生活。

若患者未被治愈而死亡，则下一步的工作重点应该放在对患者家属的心理援助上。丧恸通常可分为以下五个阶段：①震惊和否认；②痛苦和自责；③愤怒和寻求慰藉；④抑郁；⑤接受。失去亲人的痛苦可能极大地影响家属的日常生活，他们或许会一蹶不振，对社会失去信心；或许会诉诸愤怒，做出危害他人的极端行为。为疏导他们的哀思之情，我们可以派遣社会工作者和志愿者对其进行心理辅导。

二）普通大众的心理干预

正值公共危机之际，每一位公民都处在极大的心理压力和悲痛之中。因此，对普通大众进行心理干预的首要目的是引导大众排解压力、疏解悲痛、缓解焦虑。

虽然正值新春佳节，但是为了抗击疫情，家家户户都闭门不出，居民小区也处于封闭或半封闭状态。针对整个社会层面上的隔离和封闭，也有部分民众不理解、不配合。针对这种情况，我们应该加强宣传教育。由于社会各个年龄段接受信息的渠道不相同，所以我们也应该根据不同的信息传播渠道定制不同的科普宣传方案。

在增强宣传力度的基础上，保障民众的基本生活也是非常重要的，如干净的饮用水、足够的食物、稳定的电力和网络通信都有助于维持民众稳定的生活，并可进一步稳定民众的心态。除此之外，对于慢性病患者或长期处于疾病状态的需要特殊照顾的民众，要保证他们能及时领取到自己所需的药品；对于临近分娩的妊娠期妇女，要保证她们在临产时能顺利抵达医院。

对于有意愿捐献物资的民众，我们应该建立通畅且可靠、有效的捐献渠道，及时把民众捐献的物资送到最需要的地方。同时，我们应该将捐献渠道和物资分配透明化，倡导公民人人监督。

长时间关注疫情相关信息可能导致注意力完全集中在一些负面事件上，使得负面情绪累积。对于这种情况，可以通过各种方法引导公众转移注意力，可以开展一些不用出门的娱乐活动，比如观看电视剧、综艺节目，听一些舒缓的音乐等。另外，还可以提供一些自测量表，让大众及时识别自己的负面情绪，并倡导他们在发现自己心理状态不良后，及时通过各种网络咨询平台寻求帮助。

个别死亡案例可引发较大的社会关注、造成较大的社会影响，政府部门、社会团体和居委会等不同级别的机构应承担起民众的相关教育、安抚和疏导责任。

三）医护人员的心理干预

（一）医护人员的一般心理反应

在这个特殊的时期，一线医护人员就是抵抗疫情的战士，他们的心理健康也要受到重视。他们可能出现过度疲劳和紧张，甚至耗竭、焦虑不安、失眠、抑郁、悲伤、委屈、无助、压抑、面对患者死亡的挫败或自责。医护人员还可能表现为担心被感染、担心家人、害怕家人担心自己、过度亢奋、拒绝合理的休息而不能很好地保证自己的健康。

（二）医护人员的心理干预措施

1. 在安排医护人员参与救援前，要对其进行心理危机干预培训，使其了解应激反应；让其学习应对应激和调控情绪的方法，进行预防性晤谈，公开讨论内心感受，给予支持和安慰，帮助医护人员在心理上对应激有所准备。

2. 消除一线医护人员的后顾之忧，安排专人做好后勤保障工作，隔离区工作人员尽量每月轮换一次。

3. 合理排班，安排适宜的放松和休息，保证其睡眠充足和饮食合理。尽量安排定点医院一线人员在医院附近住宿。

4. 在可能的情况下，医护人员尽量与家属和外界保持联络、交流。

5. 医护人员在出现失眠、情绪低落、焦虑时，可寻求专业的心理危机干预或心理健康服务，可拨打心理援助热线或接受线上心理服务。有条件的地区，可进行面对面心理危机干预。症状持续 2 周不缓解且影响工作者，需由精神科进行评估和诊治。

6. 如已发生应激症状，则应当及时调整工作岗位，助其寻求专业人员帮助。

四　小　结

综上所述，对患者及其家属的心理干预应根据病情进展不同阶段的具体需求进行调整。先做好心理教育，再建设完善的社会支持系统，从患者家属、志愿者、医务人员，再到居委会、社会福利机构、政府部门，我们应该动员社会各界帮助需要帮助的人，共渡难关。

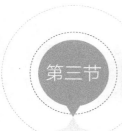

**整合心理干预模式的
探索性应用**

　　整合心理干预模式为线下危机干预加线上自助资源相结合的
模式。所有干预者在实施心理干预前均需接受专业培训，及时反
馈工作状况并接受督导。通过周期性量表评估和了解患者的心理
特点及动态变化，提供包括药物、心理支持、资源提供、自助技巧、
线上援助、科普宣教在内的整合干预模式。通过整合心理干预模式，
建立专科医生、护理、精神科医生、心理治疗师及志愿者的联动
机制，全方位、高效率地维护患者的心理健康（见图 4-1）。

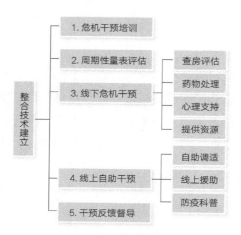

图 4-1　整合式危机干预项目流程

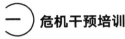

一 危机干预培训

危机干预培训由具有丰富心理危机干预经验的精神科和心理学专家开展，培训内容包括危机干预伦理、常见心理应激反应、心理危机整合干预技术、患者及其家属心理保健、线上干预的筛查与信息收集、症状识别、干预方法，并且要求掌握《新型冠状病毒感染的肺炎诊疗方案（试行第七版）》《新型冠状病毒感染的肺炎疫情紧急心理危机干预指导原则》和《新型冠状病毒感染肺炎防护手册》等内容，提高心理危机干预的整体水平，确保心理干预工作顺利实施。

二 周期性量表评估

周期性量表评估通过选取具有代表性的心理健康自评及他评量表进行，包括心理健康自评量表（self-reporting questionnaire-20，SRQ-20）、患者健康问卷抑郁量表（patient health questionnaire-9，PHQ-9）、广泛性焦虑障碍量表（generalized anxiety disorder-7，GAD-7）、匹兹堡睡眠指数量表（Pittsburgh sleep quality index，PSQI）、简易应对方式问卷（simplified coping style questionnaira，SCSQ）、压力源问卷、汉密尔顿抑郁量表（Hamilton depression scale，HAMD）、汉密尔顿焦虑量表（Hamilton anxiety scale，HAMA）等，针对患者心理危机程度、抑郁、焦虑、睡眠及压力程度等方面进行评估，了解个体心理应激、情绪、睡眠、压力等精神状态影响程度。对患者进行基线、1周、2周及定期的多次评估，通过评估了解干预效果，并及时调整干预计划，保障心理危机干预有效顺利实施。

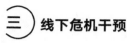 **线下危机干预**

　　针对 COVID-19 的线下干预有其特殊性。由于病毒具有高致病性与高传染性，所以在线下干预时需尽量避免不必要的面对面接触。同时，在隔离病房中的患者承受着最高强度的心理压力，需要有专业的干预人员参与临床查房，及时评估和干预患者的心理状态。因此，线下干预由进驻隔离病房的精神科医生面对面实施。在隔离病房中，所有医护人员都有着严密的防护，防护服加口罩加护目镜的装备带给干预者的感受与通常面对面时会有所不同，要多运用身体的非言语信息进行交流，关注患者的身体与行为层面并进行有效干预，增强互动性。在技术层面，更多应用心理支持技术，增强患者的安全感与稳定感，也通过提供正确的信息及更多支持性资源渠道为患者提供支持。

　　具体操作主要分为以下四类。①精神科医师每日参与查房，定期进行心理评估，了解患者动态。②对于出现精神症状的患者给予精神药物急诊处理。③实施面对面心理支持和干预，支持性技巧的目的是让患者感觉足够安全，使其能够忍受焦虑、抑郁等不适的感受。利用病房安全的环境让患者安心，使用恰当的谈话方式表达共情，能够从患者的视角去看待其所处的境遇，用言语及身体语言表达理解与支持。尊重并开放对待患者的状态及表达方式，容纳其感受。提供稳定化技术、正念技术、放松训练、心理危机干预快速 ABC 法，为患者创建安全空间。表达关心，并提供更多资源以支持其自我疗愈与成长。④及时宣教，提供更多的线上资源渠道。

四 线上自助干预

线下心理干预具有人员数量及干预时间上的局限性，而线上自助干预资源则具有参与人员数量不受限、时间地点不受限、形式灵活的特点。线上自助干预参与人员由多样性心理援助队伍组成，热线骨干有心理治疗师、精神科医师和心理专科护士等，并包括广泛动员的社会力量。根据患者的需求和实际困难，提供多方面支持，分享操作性强的心理调适技术，采取多种干预形式进行干预，包括开展线上援助，宣传当前疫情和心理防疫科普知识等。线上自助干预主要包括自助式心理调适技术、线上援助和心理防疫科普宣教活动三部分。

自助式心理调适技术由心理治疗师录制心理调适技巧的音频和视频，选取经典危机干预行为放松与稳定化技术，具体涉及遥控器技术、"安全地"技术、容器技术、放松训练、正念技术等多种行为干预放松技术，并通过公众号、APP小程序等形式发布，患者可从线上获取资源，每日选择一两种技术进行自助训练和练习，同时保证每次练习的有效性及练习环境的安全性。扫描旁边的二维码可获取线上资源。

线上援助与线下干预力量互为补充。线上援助团队由精神科医生、心理治疗师和社工志愿者组成。患者可通过拨打热线电话与加入微信群的

"安全地"
技术

正念练习之
身体扫描

蝴蝶拍技术

方式获得线上援助。

　　心理防疫科普宣教活动指在公众号上提供心理科普知识、当前疫情发展情况以及正规信息的获取渠道，对疫情相关表现（如睡眠障碍、疑病、焦虑、抑郁、强迫、躯体化、急性应激障碍、创伤后应激障碍等）的科普文章进行专题整理，普及心理健康知识，消除大众面对疫情的心理恐惧。此外，线下干预者也定期通过网络心理咨询平台和精神卫生医疗机构的微信公众号，及时发布权威动态信息。

五）干预反馈督导

　　所有干预在完成后需做好工作记录，如填写个案信息收集表、心理危机干预工作日报表，并记录具体工作内容等，及时与临床医疗及心理治疗师团队讨论干预疗效，讨论改进方案，对每日的干预情况展开讨论学习，对疑难问题予以专业督导。

（胡少华　王　中　谢　昀）

第五章

COVID-19 患者的
心理干预常见技术

CHAPTER
5

　　在 COVID-19 疫情防控的关键时期，公众因疫情和隔离所造成的心理应激，需要心理方面的疏导和积极情绪加以应对。为了减轻公众的心理困惑和不适，国家卫生健康委员会组织专家编写了《新型冠状病毒感染的肺炎疫情紧急心理危机干预指导原则》（以下简称《指导原则》）。由各省、自治区、直辖市应对新型冠状病毒感染的肺炎疫情联防联控工作机制（领导小组、指挥部）对心理危机干预工作进行统一领导，并提供必要的组织和经费保障。由全国精神卫生与心理健康相关的学术组织调动具有突发事件心理危机干预经验的专家，组建心理救援专家组提供技术指导，在卫生健康行政部门统一协调下，有序地开展应激心理危机干预和心理疏导工作。本章主要介绍个体、团体、特殊人群和模式的危机干预技术，供心理救援志愿者参考使用。

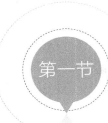

心理危机干预的概述和原则

2003 年 5 月，国务院颁布的《突发公共卫生事件应急条例》将突发公共卫生事件定义为"突然发生，造成或者可能造成社会公众健康严重损害的重大传染性疾病疫情、群体性不明原因疾病、重大食物和职业中毒以及其他严重影响公众健康的事件"。2006 年 1 月，国务院颁布的《国家突发公共事件总体应急预案》将突发公共事件分为自然灾害、事故灾难、公共卫生事件和社会安全事件 4 类。因此，突发公共卫生事件属于突发公共事件中的一类。2019 年 12 月底，在湖北武汉暴发的新型冠状病毒肺炎在中国快速传播，海外 26 个国家或地区也相继出现感染病例。2020 年 2 月 11 日，世界卫生组织（World Health Organization，WHO）将此次新型冠状病毒感染引起的临床综合征命名为 2019 冠状病毒疾病（Corona Virus Disease 2019，COVID-19），国内也称之为"新型冠状病毒肺炎"，简称"新冠肺炎"。此次疫情已构成突发公共卫生事件。

一 概 念

一般而言，对突发公共卫生事件的干预应包括两个部分，一是对个体机体的干预，二是心理危机干预。个体的机体总能在一段时间后得到恢复，但是心理上的创伤如果不及时干预，有可能会伴随一生。

　　心理危机是指由于突然遭受严重灾难、重大生活事件或精神压力，生活状况发生明显的变化，尤其在出现以现有生活条件和经验难以克服的困难时，当事人陷于痛苦、不安状态，并常伴有绝望、麻木不仁、焦虑，以及自主神经系统症状和行为障碍。心理危机干预是指对处于心理危机状态的个人及时给予适当的心理援助，使之尽快摆脱困难。

二 心理危机干预工作目标

　　1. 防止过激行为（如自杀、自伤）或攻击行为等。

　　2. 促进交流与沟通，鼓励当事人充分表达自己的思想和情感，保持自信心和进行正确的自我评价；提供适当建议，促进问题解决。

　　3. 提供适当的医疗帮助，处理昏厥、情感休克或激惹状态。

三 心理危机干预指导原则

　　1. 与整体救援活动整合在一起进行，及时调整心理救援的重点，配合整个救援工作的进行。

　　2. 以社会稳定为工作前提，不给整体救援工作增加负担，减少次级伤害。

　　3. 综合应用干预技术。

　　4. 保护当事人的隐私，不随便透露个人信息。

　　5. 明确心理危机干预是医疗救援中的一部分，但并非万能。

四 心理危机干预的主要目的

　　1. 积极预防、及时控制和减轻疫情的心理社会影响。

　　2. 促进疫情过后的心理健康重建。

　　3. 维护社会稳定，保障公众心理健康。

五　心理危机干预的对象

1. 创伤性应激事件幸存者。

2. 事件目击者。

3. 事件当事人的亲人和救援人员等。

在不同类型的突发公共卫生事件中，需要接受心理危机干预的对象有不同的特点。另外，在同一突发公共卫生事件中，需要心理危机干预的对象在严重性和紧急性方面也有很大差异。心理危机干预应当根据事件类型和人员影响程度级别多层次、有序进行。

六　心理危机干预流程

1. 启动工作团队。

2. 危机事件管理。

3. 受害人群分级分组。

4. 高危人群筛查。

5. 心理危机干预方案设置。

6. 心理危机干预实施。

7. 总结与督导。

七　心理危机干预实施者的素质要求

心理危机干预是一项专业性和实践性很强的工作，是对心理危机治疗师的巨大挑战。与一般心理咨询服务相比，心理危机干预对实施人员的专业素质要求更高，要求心理危机干预措施更科学、更规范。

（一）专业技术方面

心理危机干预需要综合应用教育、评估、心理疏导、支持性心理治疗、认知矫正、放松训练、关键事件应激晤谈、个别治疗、快速眼动、催眠等方法。要求心理危机治疗师必须掌握心理危机干预的相关理论知识，包括突发公共事件后的社会心理反应、应激后心理障碍识别、诊断标准等，同时系统接受常用干预技术的技能培训，才能在现场根据具体情况灵活应用。

（二）人格特征方面

1．沉着冷静

面对突发公共事件现场，控制自己情绪，客观分析问题，制订行动计划。

2．创新灵活

具体干预工作可能遇到行动困难、条件限制、紧急情况，需要心理危机治疗师充分发挥创造性和灵活性，利用现有条件想办法解决问题。

3．精力充沛

因为事件突发、人员众多、情况复杂，所以心理危机干预的工作量和工作强度非常大，有时候条件非常艰苦，需要长时间连续工作。因此，要求心理危机治疗师有良好的体力和耐力，平时加强身体锻炼，保持良好的心身状态。

4．快速反应

心理危机干预需要快速反应，有效解决问题。需要心理危机治疗师具备快速反应的思维和行动能力，以适应现实需求。

（三）生活阅历

心理危机治疗师应有相对丰富的生活经历，能够将自己的生活阅历和成长经验应用于实际工作。这有助于他们在危机面前表现得成熟、乐观、坚韧、坚强，有助于他们合理配置自己的心理资源，以更好地帮助危机受害者。

第二节 个体心理危机干预技术

　　心理危机干预是要帮助当事人重新建立或恢复心理的平衡。围绕这一目标，可以根据当事人的不同情况和心理危机治疗师的擅长方向，采取相应的心理干预治疗技术，如认知治疗、行为治疗。一般来说，危机干预技术主要包括支持和干预两大类技术，本节主要为大家介绍常见的心理干预技术（见图 5-1）。

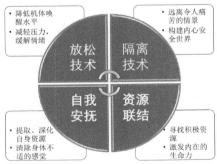

图 5-1　常见心理干预技术（自制）

一　放松技术

　　放松技术，又称放松训练，是行为治疗中常见的技术，其按一定的练习程序，学习有意识地控制或调节自身的心理生理活动，以降低机体唤醒水平，调整那些因紧张刺激而紊乱的功能。对于处于危机中的个体，放松训练不仅可以为其他干预技术做铺垫，而且也可以简单、快速地减轻压力，使情绪得到缓解。

放松训练的方法有很多，常见的主要有呼吸放松训练、肌肉渐进式放松训练、想象放松训练等。

（一）放松前的准备

在每次放松训练前，你需要做好训练前的准备工作。

1. 找到一个安静、舒适、灯光稍弱的房间，练习过程中最好不被打扰。

2. 选择一个你觉得最舒适的姿势。可以躺着或者坐着，直到找到你最舒服的姿势。请去除你身上的眼镜，松开领带、腰带，脱掉鞋帽或其他让你感到束缚的物品，以减少不必要的刺激。

3. 在放松过程中，切忌吸烟、吃零食等。因为此类动作会破坏放松过程，导致紧张情绪。另外，放松开始前要先将手机关闭或调成静音，避免放松过程被打断而影响放松的效果。

4. 如果有条件，可以在房间内播放一些舒缓的纯音乐，有助于更快地进入放松的状态。

5. 完成这些准备工作，紧接着就可以开始进行放松训练了。

（二）呼吸放松训练

请你用一个舒适的姿势半躺在椅子上或躺于床上，尽量放松你的肩膀和颈部，把你的右手放在胸部，把你的左手放在腹部（在肋缘下的位置），尽量放松双手，感受呼吸时胸部和腹部的运动。

注意先吸气，感觉肺部有足够的空间来做后面的深呼吸，然后用鼻子吸气，直到不能吸为止，保持3秒钟，心里默数"1 - 2 - 3"，停顿1秒钟，再把气体缓缓地呼出，细细体会气体从嘴唇流出的感觉。呼气时可以在心中默数"1 - 2 - 3 - 4 - 5"，吸气时可以让空气进入腹部，感觉放在腹部上的手被向上推，而胸部只是在腹部隆起时跟着微微地隆起，注意你呼气的时间要比吸气的时间长。好！下面开始正式练习。

摆好姿势，深吸气，保持 1 秒钟，再呼气！1 - 2 - 3 - 4 - 5。

深吸气，保持 1 秒钟，再呼气！1 - 2 - 3 - 4 - 5。

再来！深吸气，保持 1 秒钟，再呼气！1 - 2 - 3 - 4 - 5。

深吸气，保持 1 秒钟，再呼气！

当你继续保持这样的呼吸节奏而感觉到舒服时，可以进一步进行平稳的呼吸，要尽量做深而大的呼吸。记得要用鼻子深吸气，直到不能吸为止。保持 1 秒钟后，再缓缓地用嘴巴呼气，呼气的时候一定要把残留在肺里的气呼干净，同时头脑中可以想象你所有的不快、烦恼、压力都随着每次呼气慢慢地呼出了。好！现在你的身体越来越放松，你的心很平静，你已经学会了放松。

在练习呼吸放松法时，不必刻意追求练习时长，一般每次 10～15 分钟就可以，可以在睡前或者午休时练习，坚持最为重要。

（三）肌肉渐进式放松训练

肌肉渐进式放松训练的特点是通过循环交替收缩和放松各个骨骼肌群，使自己在内心自觉体验到个人肌肉的松紧程度，以调节自主神经系统的兴奋性，控制机体内脏某些不随意的生理活动，进而调节自己的心理状态。放松训练的核心在于"静""松"二字。"静"是指环境安静，心境平静；"松"是指在意念的支配下，情绪轻松，肌肉放松。

首先，轻松地坐在软椅或沙发上，双臂和手放在扶手之上（如没有扶手，则置于身体两侧）。然后，双腿自然前伸，头和上身轻轻靠住椅背或沙发后背。放松的一般顺序：头部 - 手臂部 - 躯干部 - 腿部。

☞ 第一步：（呼吸）

深吸一口气，保持一会儿。（停 10 秒）

好，请慢慢地把气呼出来，慢慢地把气呼出来。（停 5 秒）

现在我们再做一次。请你深深吸进一口气，保持一会儿。（停10秒）

☞ **第二步：**（头部）

现在开始注意头部肌肉。

请皱紧额部的肌肉，皱紧，感受额部肌肉紧张的感觉，保持一会儿。（停10秒）

好，放松，彻底放松。（停5秒）

现在，请紧闭双眼，用力紧闭，感受双眼紧张的感觉，保持一会儿。（停10秒）

好，放松，彻底放松。（停5秒）

现在，转动你的眼球，从上，到左，到下，到右，加快速度；好，现在从相反方向转动你的眼球，加快速度；好，停下来，放松，彻底放松。（停10秒）

现在，咬紧你的牙齿，用力咬紧，感受你的牙齿紧张的感觉，保持一会儿。（停10秒）

好，放松，彻底放松。（停5秒）

现在，用舌头使劲顶住上腭，用力顶住，再用力，保持一会儿。（停10秒）

好，放松，彻底放松。（停5秒）

现在，请用力将头向后压，用力，感受颈部紧张的感觉，保持一会儿。（停10秒）

好，放松，彻底放松。（停5秒）

现在，收紧你的下巴，用颈向内收紧，用力，保持一会儿。（停10秒）

好，放松，彻底放松。（停5秒）

我们现在再做一次。（同上）

☞ **第三步（前臂）**

现在，请伸出你的前臂，握紧拳头，用力握紧，体验你手上的感觉。（停10秒）

好，请放松，尽力放松双手，体验放松后的感觉。你可能感到沉重、轻松、温暖，这些都是放松的感觉，请你体验这种感觉。（停5秒）

我们现在再做一次。（同上）

☞ **第四步（双臂）**

现在弯曲你的双臂，用力绷紧双臂的肌肉，保持一会儿，体验双臂肌肉紧张的感觉。（停10秒）

好，现在放松，彻底放松你的双臂，体验放松后的感觉。（停5秒）

我们现在再做一次。（同上）

☞ **第五步（躯干）**

现在，开始练习如何放松躯干。（停5秒）

把你的肩膀向后拉，试着让它们在你的背后相遇，保持一会儿，体验肩膀紧张的感觉。（停10秒）

好，放松，彻底放松你的肩膀。（停5秒）

现在，请用力拱你的背，感觉你的脊柱肌肉的紧张感，保持一会儿。（停10秒）

好，放松，彻底放松你的背。（停5秒）

现在，请把你的腹部肌肉拉向你的背部，收紧你的腹部肌肉，体验腹部肌肉紧张的感觉，保持一会儿。（停10秒）

好，放松，彻底放松你的腹部。

我们现在再做一次。（同上）

☞ **第六步（大腿）**

现在开始放松大腿部肌肉。

请用脚跟向前向下紧压，绷紧大腿肌肉，体验大腿肌肉紧张的感觉，保持一会儿。（停 10 秒）

好，放松，彻底放松。（停 5 秒）

我们现在再做一次。（同上）

☞ **第七步（小腿）**

现在开始放松小腿部肌肉。（停 5 秒）

请将脚尖用劲向上翘，脚跟向下向后紧压，绷紧小腿部肌肉，体验小腿部肌肉紧张的感觉，保持一会儿。（停 10 秒）

好，放松，彻底放松。（停 5 秒）

我们现在再做一次。（同上）

☞ **第八步（双脚）**

现在，开始练习如何放松双脚。（停 5 秒）

好，紧张你的双脚，脚趾用力绷紧，用力绷紧，体验脚趾紧张的感觉，保持一会儿。（停 10 秒）

好，放松，彻底放松你的双脚。

我们现在再做一次。（同上）

你的整个身体从头到脚趾都是放松的，平和而安静，内部极其平静。现在，随着每次呼吸，让你的躯体再放松一点；随着你的每次呼吸，让你的身体进一步深陷到椅子中去，感到舒服的沉重感和放松感。尽管你越来越放松，但你却十分清醒。尽管你十分清醒，却异常放松。

你现在感到很安静，很放松，非常安静，非常放松……全身都放松了。接下来，请你慢慢地从 1 数到 10，最后睁开眼睛，结束这次放松训练。

（四）想象放松训练

现在，请你轻轻地闭上眼睛，让心情慢慢平复，让你的身体慢慢地全面地放松下来……放松……现在你已经完全放松了，你的内心平静自然，心无杂念。此时此刻，你的思绪离开你的躯体，来到一片风景优美的草地上。这是一个初夏的午后，你迎着轻轻的微风，缓缓地走在这一望无际的绿悠悠的草地上，草地上点缀的星星点点的小花随着轻风微微点头。你来到不远处的小湖边，湖心一片连绵的荷叶浮在清澈的水面上，含苞待放的荷花婀娜地立在其间，偶有几只蜻蜓点水飞过，湖面便荡起圈圈涟漪。此时，你看着眼前的美景感觉你的身心豁然开朗，有一种非常舒适的感觉在你的身体里蔓延开来。你席地而坐，慢慢地躺在柔软的草地上，闭上眼睛，享受着美妙的时刻。你深深地吸了一口气，略带花草香味、清新的空气一直渗入你的心里，进入你身上的每一个细胞，你整个身心都慢慢地、慢慢地融入这美丽的大自然之中。

和煦的阳光温柔地照在你的身上，微风轻轻地拂过你的脸庞。此时，你的一切烦恼、忧愁、恐惧、沮丧在这阳光的照射和微风的吹拂下都一去不复返了，你感到自己的身心非常放松，非常地安逸，非常地舒适。湛蓝的天空中飘着几朵白云，如棉絮般轻盈，你感觉自己坐在了一片白云上，随着它慢慢飘移；你感到绵软而

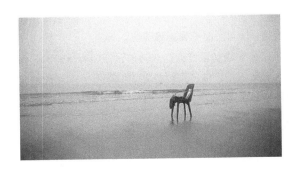

踏实、自由自在、无拘无束，你的内心宁静祥和，一种舒适平安的感觉慢慢地聚集到你的心里，你感觉到自己的身心非常安逸、非常放松、非常舒适、非常安心，请你慢慢体验这种放松后愉悦的感觉。

现在，你的思维随着白云渐渐地移回到你的躯体，慢慢地与你的身体合二为一，你觉得浑身都充满了力量，心情特别地愉快，你的头脑开始渐渐地清醒，思维越来越敏捷，反应也更加灵活，眼睛也非常地有神气。准备好了吗？好，请你慢慢地睁开眼睛，你觉得头脑清醒、思维敏捷，浑身都充满了力量……你醒过来了。

注意：想象放松法与个人的想象力和受暗示能力密切相关。如果条件不对称，那么效果可能不太好，建议选择其他方式。

放松训练的几个注意事项

1. 如果当事人第一次进行放松训练，那么治疗师最好要亲身示范，减轻当事人焦虑，并为其提供模仿信息。

2. 各种训练方法可以单独使用也可以联合使用，但一般以一两种为宜，不宜过多。

3. 引导当事人注意放松疗法的关键是放松，强调身体、肌肉的放松，更强调精神、心理的放松，要帮助当事人体验身体放松后的感觉。

4. 放松时，应集中精力、全身心地投入，避免各种干扰，通过训练真正达到放松效果。因此，放松前的准备工作非常重要，保证放松时穿戴舒适、座椅舒适，同时不受外界干扰。

5. 放松的引导语有录音和口头两种。在训练开始时，口头引导更便于当事人接受和掌控，低沉有磁性的声音有利于引导放松。但是，因为每个人的声线和音色不同，所以如果治疗师对自己的声音没有信心，那么可以使用音频、视频资源。

隔离技术

隔离技术，就是通过引导想象练习，帮助当事人在内心世界中构建一个安全的地方，适当远离令人痛苦的情景。

（一）容器技术

指导语如下。

☞ 请想象在你面前有一个可以锁上的容器或其他类似的东西，可以是箱子、盒子或其他。

☞ 仔细看看：

它的大小如何？是由什么材料做的？是什么颜色的？

怎么锁上的？锁是什么样的？

怎么打开它？打开时是否有声音？

描述好容器后，请看看你的容器：它是足够安全的吗？如果不是，就做些修改，直到它足够安全为止。

☞ 把你想锁起来的材料放进一个盒子里，再把它放进这个容器里。

☞ 如果有些体验很难放进容器，那么可以把这些体验具象化后再放入，会更有帮助。例如：

情感：给这些不适感赋予一个具体的形象（例如火球、云雾、有刺的物体等），然后把它缩小到可以放入一个盒子，再装入这个容器。

想法：用可以隐形的特制墨水把想法写在一张纸条上，再将这张纸条放入一个信封，然后装入这个容器。

图片：可以处理成一张照片，可以缩小，颜色变淡，把另外一张纸放在它的前面，然后一起放进一个信封里。

内在影像：处理成一段视频录像，如果需要，可以远程控制视频的灰度、声音等，然后关掉电视或播放器，把录像带或存有视频的其他介质放入这个容器。

声音：把声音录在 CD 或磁带上，关掉音量，快退到开始处，放进这个容器。

气味：把气味吸入一个瓶子里，密封好。

味道：为不适的味觉设定某种形状或颜色，缩小，然后储存进玻璃瓶。

☞ 关上门，决定把钥匙放在哪儿（或把装有密码的纸条藏在哪儿）。

☞ 最后，把这个容器放到一个你觉得合适的地方（不要离自己太近了），当你想把里面的材料取出来时，你就可以取出来。

☞ 检查一下是否所有需要装入的都放进去了。如果还剩下什么东西，就像前面那样把它们装进容器里。

（二）"安全地"技术

"安全地"技术可应用于（但不限于）以下情境。

（1）觉得心烦意乱，并想停止这种感受。

（2）觉得没有安全感，希望增加安全的感受。

（3）你希望放松、休息，但没有足够的时间。

指导语如下：

☞ 请在你的内心世界寻找一个地方，在那里你可以感觉到非常安全和舒适。可以是由许多曾让你感觉到安全和舒适的地方合成的一个地方……可以是真实的地方，也可以是想象中的地方。

☞ 这个地方可能离你很近，也可能离你很远，也许在我们的地球上，也许在宇宙的任何地方。

☞ 慢慢去找这样的地方，也许你有了画面，或许有些想象、有些想法。无论想象出来的是什么，只要能感觉到平静、抚慰，有安全和疗愈作用，就很好。

☞ 当你找到了这样的一个地方，请让我知道。你决定是否跟我详细描述这个地方。

现在请你再检查一下这个地方，是否很安全、很舒适。请从以下各个感官通道进行检查。

你看到了什么？如果有可能，留意你看到的一切。

如果有任何你不喜欢的东西，就改变它。并且记得，在你的想象中，你可以安排一切，就像变魔术一样。

不知你能否听到什么，喜不喜欢听到的所有声音？如果喜欢，就保持它；如果不喜欢，就改变它。

温度是否适宜？

能闻到什么，是否喜欢？

你的空间足够大吗，感觉舒适吗？你在其中能活动吗，是否能摆出你想摆出的姿势呢？

☞ 现在再看看你是否需要给这个地方设立一个边界，好让你感到绝对安全、可控制；不经你的允许，没有人可以进入这个地方。

你想要什么样的边界？篱笆、墙，还是有魔法的边界。边界可以是有形的，也可以是无形的……一切都可以想象并调整，直到你感觉足够安全。

☞ 现在问问你自己，是否愿意邀请一个或多个你喜欢的生物进来陪你。不要让与你有关联的人进入。能进入的生物总是友好、善良的，能为你提供帮助。如果你想到的生物没有这些特质，那么它就不属于这个地方，你应该把它送走。

☞ 在你构建完这个地方后，看看还有什么能让这个地方更安全、更舒适？

你在这个地方感觉如何？

你看到什么，听到什么，闻到什么？皮肤感觉到什么？肌肉感觉到什么？呼吸的感觉？腹部的感觉？

☞ 现在如果觉得一切都挺好了，你可以决定选一个手势或姿势。以后，每当你想回到这个地方的时候，只要摆出这个手势或姿势，你就可以随时回到这个地方。你也可以给这个地方取个名字。试试这个姿势，想着这个名字，感受你待在"安全地"的各种感觉。

☞ 有时候，或许你得对这个地方的一些东西做调整，或者添加点儿什么，才能让你的这个地方更安全。所以时不时地检查一下，密切留意就好。

☞ 现在可以用一些时间感受你在"安全地"时的那种安全和舒适，然后以你的方式、你的速度，带着全然的觉察回到这个房间，感觉你的双脚与地面接触的感受。

三）自我安抚技术

自我安抚技术通过指导性的想象训练，能够帮助当事人对自身资源进行提取、深化，并且有助于清除身体不适的感觉。

（一）内在智者

指导语如下：

☞ 请闭上眼睛，慢而深地呼吸，慢而深地呼吸……

☞ 请从头到脚扫描一下自己的身体，找到一个最温暖、最放松、最舒服的部位，感到这种温暖、放松和舒服的感觉向你的全身扩散……再扩散……再扩散……直到这种温暖、放松和舒服的感觉充满了你的全身。

☞ 下面，我想邀请你，为你自己构建一个"内在智者"，构建一个存在于你内心深处的"内在智者"，它可以是人，也可以是物，它永远都在你的心里，当你需要的时候，它可以听从你的呼唤而

全力帮助你······

☞ 接下来，请你描述一下你的"内在智者"。它的形状、颜色、大小、质地、皮肤感觉、气味、声音是怎么样的？

☞ 很好，下面我想邀请你，设计一个只有你自己知道的手势来代表你的"内在智者"。在以后的日子里，每当你有意识或者无意识感到需要的时候，只要你一做这个手势，你的"内在智者"就会立即出来帮助你，给你力量，去解决一切问题······

☞ 下面我想邀请你带着舒适、放松、积极的感觉，以及你为你的"内在智者"所设计的手势，慢慢地回到这间房间里来。在你回来以后，你的心情会更愉快，你的身体会更轻松，你的内心会更有力量······

☞ 下面，请从 3 数到 1。当我数到 1 时，你就可以睁开你的眼睛。3——深吸一口气，2——呼气并动动手指，1——睁开眼睛。

（二）光柱技术

光柱技术有助于去除不适的身体感觉或情感痛苦，也可以用于快速增加能量。

指导语如下：

☞ 如果身体有不适的感觉，请专注这个感觉。它在你身体的哪个部位，周围都有什么？如果它有一个形状、大小、颜色、温度，请你描述一下，这种感觉是冰冷还是温暖的？由什么材质做成，有什么样的颜色······

☞ 想象一束具有疗愈作用的光，从你的头顶照射下来，这束光来自宇宙，它的能量无穷无尽······

☞ 让这束光照在你的身体上，并通过你的皮肤进入你的身体。这束光带有疗愈的作用，它照在你身体上，觉察它带给你什么样的感觉。

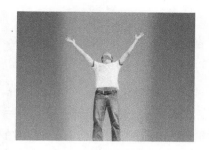

☞ 如果你愿意，请让这束光环绕着你身体不适的部位，对准那个部位并流动起来。请觉察这束具有疗愈作用的光在这个部位流动时的感觉，这个部位的不适有什么改变，它的形状、大小、颜色、质地、温度有什么样的变化。

☞ 如果你愿意，你可以让这束有疗愈作用的光充满你的全身，为你的全身都带去疗愈的能量和活力。

☞ 也许你希望这束光向下流进你的脚，然后进入大地，或者你希望它照耀各个地方。

☞ 现在，请让这束光暂时离开，任何时候，只要你愿意，你都可以让它回来。

☞ 请按照你自己的节奏回到这个房间，如果你准备好了，请慢慢睁开你的眼睛。

（三）转向技术

转向技术有助于去除困扰自己身体不适的感觉。

指导语如下：

☞ 这是一个想象练习，你的回答没有错与对。

☞ 首先想一个困扰你的记忆，找到最困扰你的那个画面 / 情境，留意与那件事联系在一起的身体感觉。

当你想到那件事时，你的心情是怎么样的？这件事对你的困扰有多大？用 0 ～ 10 分来评分，0 分代表完全没有困扰，10 分代表你能想象到的极度困扰。

你身体的哪部分感受到了它（这种困扰）？

☞ 然后请聚焦于身体感受。

聚焦于你身体的感觉，假设这些感觉都是能量。如果这种感觉以一种旋转的方式在运动，它在向什么方向运动？顺时针还是逆时针？

☞ 现在集中注意力，慢慢改变旋转的方向，将旋转的方向向顺时针／逆时针（之前相反的方向）移动。注意当旋转方向发生改变时，你身体的感觉发生了什么变化？

☞ 如果你感觉在改变旋转方向时，身体的感觉开始逐渐消失或者困扰程度下降，那么就继续做这个练习，直到你感觉很舒服为止。

☞ 如果你感觉没有发生任何改变，旋转没有转动或者什么都没有发生，那么可以尝试其他技术（如"安全地"技术）。

（四）资源联结技术

资源联结技术可以帮助当事人寻找自己内心的积极资源，激发内在的生命力，重新激活面对和解决当前困难的能力。

（一）蝴蝶拍

蝴蝶拍是一种寻求和促进心理稳定化的方法，可以用来加强自身资源，增加安全感和积极的感受。

指导语如下：

☞ 我们先来学习一下蝴蝶拍的姿势。首先，用双臂在胸前交叉，右手在左侧，左手在右侧，轻抱自己手对侧的肩膀，双手轮流轻拍自己的肩膀，左一下、右一下，这样是一轮。速度要比较慢，轻拍 4 ～ 6 轮为一组。停下来，深吸一口气，感觉如何呢？

☞ 好，接下来，在你的日常生活或既往经历中选择一件你觉得愉快 / 有成就感 / 感到被关爱或其他正性体验的事件，回想这个事件，回想这个事件给你带来的感受。

☞ 想好了吗？找到一个最能代表这种积极体验的画面，以及这种体验在身体的部位及身体的感受。

☞ 现在，请想到这个画面，体验身体的积极感受，然后开始做几组蝴蝶拍，每次 4 ～ 6 轮为一组。好，请继续拍打，现在你的体验如何？

☞ 一组结束后稍停，如果留意到的内容是积极的，那么可以继续用上述方式进行蝴蝶拍，直到积极的内容更为强力，或直到自己感觉充分为止。

如果在轻拍的过程中出现负性的内容，那么可以告诉自己"现在只需留意到积极的方面，负性的内容以后再处理"。所以，请继续想着积极的画面进行拍打。请用一个词来形容你刚才想到的积极的事件，比如我们可以想到温暖、愉悦等，那么最后让我们带着这个词，再做一组蝴蝶拍。

（二）百宝箱

百宝箱是我们的心灵可以接触到的拥有丰富资源的一个宝箱，就像家中常备的药物急救箱一样。在日常生活中，百宝箱能让我们时刻与积极的事情以及体验相关联，从中获取积极的体验；而在遭遇挫折或沮丧时，又能立即让我们毫不费力地与自身资源充分接触，让我们的心灵感受到正性的力量。当你的生活或环境发生改变时（如被隔离、执行抗疫任务），请携带上百宝箱和里面的资源，它可以增强你的安全感，使你获得正性的体验。

在装备上百宝箱之前，我们需要精心设计它，可以从以下几个层面考虑。

☞ *身体层面。*

主动活动：深呼吸、散步、慢跑、跳舞等。

被动活动：淋浴、洗澡、按摩、泡脚等。

☞ *感觉层面。*

视觉：你喜欢的色彩、图案、画面、影像片段等。

听觉：你喜欢的音乐、声响等。

嗅觉：你喜欢的香味、气味等。

味觉：你喜欢的食物、零食等。

触觉：能给你带来喜欢的触觉体验的物品，如抱枕、毛绒玩具等。

☞ *精神层面。*

精神食粮：书籍、电影、冥想等。

积极陈述：对自己／对生活／对未来的积极性描述。

社会支持：来自家人、好友、同辈等的支持。

社会活动：给亲友打电话，拜访喜欢的人，爱抚宠物，看照片等。

☞ *其他层面。*

融入大自然：旅游、度假、爬山等。

个人爱好：唱歌、烘焙、玩游戏、摄影、手工艺、画画等。

需要注意的是，请确保百宝箱在你容易取到的地方，必要时请随身携带。你也可以用蝴蝶拍对百宝箱里的资源和积极体验进行强化。

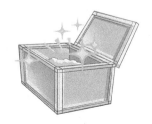

第三节　团体心理危机干预技术

团体心理危机干预是在团体的心理环境下为成员提供心理帮助与指导的一种心理辅导形式。通过团体内人际交互作用，促使个人在人际交往中观察、学习、体验，认识自我、分析自我、接纳自我，调整和改善人际关系，学习新的态度与行为方式，从而减轻或消除心理疾患，增加适应能力，以预防或解决问题的干预过程。

对疫情影响下的各类群体实施团体危机干预，这比个体心理干预更加经济、高效。但值得注意的是，在此次疫情的恶劣条件下，在实施团体干预前必须预先评估环境以及人员的安全性。

团体危机干预技术的常用方法有危机后小组晤谈（critical incident stress debriefing，CISD）、危机事件压力管理（critical incident stress management，CISM）、正念支持减压团体、"简快重建"团体干预等。本节介绍危机后小组晤谈和"简快重建"团体干预两种团体干预技术。

（一）危机后小组晤谈

危机后小组晤谈是一种系统的、通过交谈来减轻压力的方法，是一种结构化小组讨论的方式。危机后小组晤谈将危机干预整合在小组讨论和辅导中，能减轻危机事件的冲击，并帮助参与者尽可能快地康复。在小组晤谈结束时，每个参与者都会从认知和情绪方面重新审视经历的事件。危机后小组晤谈通常由合格的精神卫生专业人员进行指导，指导人必须对急性应激反应综合征有广泛的了解。整个小组讨论通常持续 2～4 小时，整个小组一般由 4～15 个成员组成。

对于疫情下的感染者、痊愈者、救援一线的医护人员，可以按不同的人群分组进行危机后小组晤谈。

标准的危机后小组晤谈分为六个阶段。

☞ 介绍阶段：参加者按圆形围坐，介绍小组成员和干预目的，介绍团体规则，仔细解释保密问题，带领者与小组成员建立起相互信任。

☞ 事实阶段：要求所有小组成员从自己的观察角度出发，提供危机事件中发生的一些具体事实；带领者询问他们在这些严重事件过程中的所在、所闻、所见、所嗅和所为。鼓励每个小组成员发言，不作批评、判断，须一视同仁。

☞ 感受阶段：鼓励小组成员揭示出自己对有关事件的最初和最痛苦的想法。询问有关感受的问题: 当事件发生时,您有何感受？您目前有何感受？以前您有过类似感受吗？要特别注意小组成员暴露出的内疚、自责等感受，要及时地给予关怀。

☞ 症状阶段：请小组成员按时间顺序从心理、生理、认知、行为等各方面回顾，确定每个人出现的症状。询问事件过程中是否有不寻常的体验；事件发生后，生活有何改变。请小组成员讨论这些体验对家庭、工作和生活造成的影响和改变。在这个阶段，需要注意避免将个体的反应病理化，避免使用症状用语，特别不要贴"疾病"的标签。

☞ 辅导阶段：带领者介绍应激下的正常反应和表现，指出小组成员所描述的情况非常符合人在严重压力下的应激表现，是健康人面对异常情况时的正常反应。要强调适应能力，讨论积极的适应与应对方式。同时，提醒可能出现的并存问题（如借酒浇愁造成酒精依赖等），并指导小组成员自我识别未暴露的症状。

☞ 恢复阶段：总结晤谈过程，回答问题（澄清），讨论行动计划，重申共同反应，强调小组成员之间的相互支持，挖掘可利用的资源。

危机后小组晤谈的注意事项

1. 那些处于抑郁状态的人或以消极方式看待危机后小组晤谈的人，可能给其他参加者带来负面影响，不宜参加危机后小组晤谈。

2. 危机事件后 24 ～ 72 小时是理想的干预时间；危机事件后 6 周后再行干预，则效果甚微。

3. 不要强迫小组成员叙述危机事件的细节。

4. 晤谈结束后，干预团队要及时组织督导，缓解干预人员的压力。

二 "简快重建"团体干预

"简快重建"团体干预是结构化、易操作、安全有效的一种团体干预模式，适用于大规模的初级心理援助，心理援助人员一般可以快速上手。每次团体干预的时间约为 1.5 小时。

"简快重建"一般分为以下五个步骤。

☞ 导入：带领者表达共情、说明来意，介绍协同带领者、备用治疗师等，介绍本次团体任务、程序、设置、隐私与保密。小组成员作自我介绍。

☞ 呈现问题：要求所有小组成员呈现当前最受困扰的问题和症状，需留心发言的走向，不鼓励成员卷入情绪，避免负性场景的详述。问题呈现是否充分，暴露程度是否适当，直接关系到团体成效和小组成员的感受。

☞ 信息传递：使小组成员了解，所存在的问题（症状）是人类经历如此巨大应激的正常反应,可由带领者介绍人类面临灾难、疫情时可能出现的反应及其发展、转归的规律。

☞ 应对探讨:帮助小组成员梳理,联接外部资源（包括社会支持网络、个人支持等）以及个人既往的资源（"您以前有面对过类似的情况吗"）。了解积极应对方式,制订下一步计划（"要解决……问题,您打算怎么做呢"）。带领者可以提供资源信息（心理援助热线）,提供部分应激干预技能的示范（如蝴蝶拍、光柱技术等）。

☞ 总结提升:回顾本次团体干预的历程,以正性的表达总结收获、感悟,帮助小组成员看到资源、更多的途经和方法以及改善的希望。可以根据团体人数的多少或时间的寡余,决定是否邀请个别成员或全体成员分享收获或感悟。

"简快重建"团体干预注意事项

1. 如果发现小组成员在呈现问题时出现过度卷入,可适当应用桥接、柔断等技术进行阻止。

2. 在应对探讨时多寻找共性问题切入,必要时向成员们寻求解决思路或办法。

3. 协同带领者在前期评估和干预过程中发现有特别需求的成员,可提供进一步的个别咨询或转介服务。

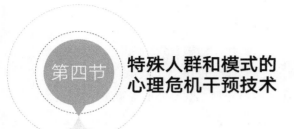

第四节 特殊人群和模式的
心理危机干预技术

一 哀伤辅导技术

疫情过后，人们可能经历丧失亲人的痛苦，而哀伤是丧失后的一个重要过程。哀伤如同身体创伤要承受创痛、不能回避，要有一个逐渐恢复功能的过程。这时，哀伤辅导要及时地介入其中，心理治疗师帮助哀伤者面对因创伤事件造成的各种丧失，修复因丧失造成的各种困扰，建立新的客体关系，发挥机体的代偿能力，使其丧失的功能获得恢复或改善，重新修复内部和社会环境中的自我，帮助哀伤者走出阴霾、步向成长。

（一）哀伤反应

哀伤反应表现为以下四个方面。

情感：悲伤、愤怒、愧疚、自责、焦虑、孤独感、无助感、惊吓、否定、解脱、麻木。

行为：拒食/过度进食，恍惚，回避，梦魇，叹气，持续过度活动，哭泣，避开逝者的遗物，接近逝者常去的地方或保留逝者的遗物完整。

生理：睡眠障碍，躯体紧张，喉咙发紧，对声音敏感，呼吸急促有窒息感，肌肉软弱无力，缺乏精力。

认知：否认事实，困惑，沉迷于对逝者的思念，相信逝者还存在，看待事物缺乏真实感。

（二）哀伤辅导的目标

帮助他们度过正常的悲哀反应过程。

☞ 使他们能正视痛苦。

☞ 鼓励他们表达对死者的感情。

☞ 帮助他们找到新的生活目标。

（三）哀伤辅导的操作方法及程序

第一阶段：接受丧失的事实

强化哀伤的真实感，引导当事人陈诉当事件发生时他在哪里，当时的情况怎样，如何发生的，是谁告知你的，亲友们是如何谈这件事的等信息。

该阶段会出现否认的表现，对死亡事实的否定、对丧失意义的否定，如说对方不重要、选择性遗忘等。

第二阶段：鼓励哀伤者适度地唤起和表达悲伤情绪

应用象征、写信、绘画、角色扮演、认知重建等技术，从鼓励正向的回忆开始，引导悲伤者充分唤起经历哀伤的痛苦，表达悲伤情绪。要让丧失者知道丧失后出现悲伤痛苦的表现是必然的、正常的。

第三阶段：帮助哀伤者适度地处理依附情结

协助哀伤者处理已表达或潜在的情感，通过角色扮演等技术帮助哀伤者适度地处理丧失的心理体验，确认与逝者之间过去所扮演的依附关系已经结束，帮助哀伤者克服丧失后再适应过程中的障碍。

第四阶段：逐渐接受与适应丧失后的新环境

通过哀伤仪式活动，协助哀伤者与逝者作最后的道别，支持和鼓励其在现实中继续生活下去，以健康的方式坦然地将情感重新投注到新的关系里。

（四）哀伤辅导注意事项

☞ 哀伤辅导人员必须具有相应资质，接受过规范、系统的哀伤辅导技术的培训与督导。

☞ 处理哀伤的时机很重要，过早地处理反而会造成伤害，需做风险评估，要防止自杀等风险行为。

☞ 哀伤辅导是割断依附关系的一种渐进过程。哀伤是长期的疼痛，需要时间来疗伤，更需要持续的支持。

☞ 若发现有复杂性哀伤者或合并抑郁、自杀等其他严重精神、躯体疾病者，要及时转诊，进行哀伤心理治疗或专科治疗。

 二 ）**自杀危机干预技术**

（一）概 况

COVID-19 疫情给患者及普通群众造成了心理创伤或心理压力，使得 COVID-19 患者及相关人群出现各种心理反应，包括情绪、认知、行为及躯体的相应反应。其中，较为严重的反应有出现自杀意念、自杀冲动，甚至出现自杀行为，给生命造成极大威胁。值得注意的是，自杀可以发生在疫情后的任何阶段，而疫情地区随后出现的自杀率增高也是一个普遍的现象。因此，很有必要建立患病后长效的自杀防治体系。

（二）自杀风险的识别和评估

1. 自杀的高危人群

☞ 亲人患 COVID-19 后死亡的。

☞ 患病后有重大财产损失或经济极度困难的。

☞ 患病后突发精神病性障碍或精神疾病复发的。

☞ 有自杀未遂情况，或有抑郁、精神分裂等精神疾病史的。

☞ 罹患急性应激障碍、创伤后应激障碍、抑郁障碍、酒精滥用或药物依赖等的。

☞ 患严重躯体疾病（截瘫、截肢、终末期/致残性疾病等）的。

☞ 社会支持系统缺乏或不足的，如空巢老人，离异、寡居或独身者等。

2. 发现自杀的线索

很多有自杀倾向的人在自杀前有关于生与死的矛盾冲突，因而会有一些自杀的线索表现出来。社区工作者、心理专业人员通过对自杀线索的认识和发现，可在一定程度上阻止自杀事件的发生。

以下是常见的自杀线索。

☞ 患病后常常谈论死亡、自杀，有想死的念头。

☞ 问一些涉及死亡的可疑问题,如"死亡的方法有哪些？""吃多少片某种药可以致死？"等。

☞ 保存绳索、玻璃片或其他任何可能伤害身体的锐器。

☞ 对亲人异常关心，对以前有矛盾的人格外宽容。

☞ 放弃个人喜爱之物，安排"后事"。

☞ 改变生活方式，喜欢独处。

☞ 患病后情绪低落，哭泣，有强烈的罪恶感和无用感。

☞ 在极度悲伤后，无明显原因地突然很高兴。

☞ 患病后丧失生活目标，对现实不满，对未来绝望。

3. 患病后自杀风险评估

非精神科医生和家庭成员可以通过以下情况简单评估自杀严重程度。

自杀严重程度的四级方法如下。

1级：仅仅感到生活有些悲观。

2级：在悲观的基础上感到绝望，有不想活的想法。

3级：有自杀的计划，例如去勘察过场地、准备药品等。

4级：自杀实施未遂。

精神科医生、心理治疗师和心理护士可以通过国际神经精神科简式访谈问卷（the MINI-International Neuropsychiatric Interview，M.I.N.I）（简称 MINI 诊断问卷）中自杀倾向评估表，评估当事人自杀风险等级：1～5分，为低风险；6～9分，为中等风险；≥10分，为高风险。

具体评估内容和方法见表5-1。

表5-1　MINI诊断问卷自杀倾向评估表

最近1个月内		评 分	
C1	您是否觉得死了会更好或者希望自己已经死了？	否　是	1
C2	您是否想要伤害自己？	否　是	2
C3	您是否想到自杀？	否　是	6
C4	您是否有自杀计划？	否　是	10
C5	您是否有过自杀未遂的情况？	否　是	10
C6	在您的一生中：您曾经有过自杀未遂的情况吗？	否　是	4

上述是否至少有一项编码为"是"？如果是，请对C1～C6中评为"是"的项目，按其右侧的评分标准计分，然后对评分进行合计。根据合计得分，按下面标准评定自杀风险等级。

自杀风险	评 分
低风险	1～5分
中等风险	6～9分
高风险	≥10分

4. 有关自杀的错误观念

☞ 与有自杀倾向的人讨论自杀将诱导其自杀。

☞ 威胁别人说要自杀的人不会自杀。

☞ 自杀未遂后，自杀危险可能结束。

（三）自杀预防和干预

1. 自杀预防

自杀预防可分为三级：一级预防主要是预防自杀倾向的发展；

二级预防主要指对自杀行为的早期发现和对处于自杀边缘的个体进行危机干预；三级预防则是降低自杀行为的成功率，预防自杀未遂（已实施自杀行为）的人再次实施自杀。具体的自杀预防措施可包括以下几个方面。

（1）降低自杀未遂者及其家属的自杀风险。为自杀未遂者提供持续的访视和评估工作，对自杀相关物品进行严格管理，限制其接触与自杀相关的各种器具、生活用品以及药品等，对其家属开展心理辅导，加强对访视人员的访谈及评估能力的培训，建立转诊体系。

（2）减低企图自杀者的死亡率。对自杀的相关物品进行严格管理，限制其接触与自杀相关的各种器具、生活用品以及药品等。加强对全民的心肺复苏、中毒急救等技能的培训。

（3）降低自杀高危人群的自杀发生率。加强对自杀高危人群的识别和转诊，加强对疫区原有精神疾病患者的治疗和随访，建立社会支持体系。

（4）强化社会及家庭支持网络。开设预防自杀热线，建立预防自杀关怀网站，也可设置自杀预防的心理咨询点。注重家庭的良好互动，强化家庭内支持。

（5）患病后自杀相关心理健康知识宣传。向疫区群众及相关人员普及自杀危机相关知识。通过讲座、板报、宣传册/单、主题心理活动等形式开展心理健康科普宣传，进行生命教育，增强患病后自杀预防应变能力，提高群众对抑郁、创伤后应激障碍等心理问题的识别能力。

2. 自杀危机干预

对有自杀风险人员进行干预的首要任务是提供安全保护，尤其是有高自杀风险的人员，应及时转诊至精神卫生及相关医疗机构。

危机评估是心理危机干预的重要部分，贯穿心理危机干预过程的始终，包括对危机事件性质，个体经历危机事件后的生理反应、心理反应，个体应对机制，支持系统和其他资源的评估及危险性评估（如自伤或伤人等）。

（1）宣泄与表达情绪。这个过程需要在共情（治疗师和当事人建立良好关系）的基础上进行。可通过呼吸放松或全身肌肉放松来部分缓解当事人情绪，若当事人不接受此方式，则不能强求实施。

请当事人倾述他愿意交谈的所有内容，治疗师要用"心"倾听，承接当事人一切负性情绪和负性思维，同时尽力去理解当事人，做到最大限度的共情。

注意点：治疗师不要随意打断当事人的倾述，要让其自我表达不受阻碍，不要轻视当事人呈现的心理需求。

（2）面对自杀问题。请当事人谈出与自杀企图有关的负性事件、负性情感、负性思维及躯体反应，尤其要谈出与自杀相关的思想观念，还有生与死的价值和信仰。

注意点：治疗师持非批判性态度，不批评或指责当事人，也不能讲空泛的大道理。

（3）面对自我问题。请当事人对自我进行评价，包括自尊水平、自我看法、自我能力、自我接纳、自我控制、应激应对及人际交往方式等。治疗师可帮助当事人发现自己的正性资源，如正能量、个体优势等，让当事人全面客观地认识自我价值。

注意点：治疗师帮助当事人发现自我正性资源是该过程的关键。正性资源应是客观存在的、可利用的，治疗师应在恰当的时候指出并坚持客观性原则。如果夸大正性资源或指出的时机不恰当，当事人会认为治疗师缺乏共情、高高在上、轻描淡写，从而产生抵触、抱怨情绪和挫折感。由此，甚至可能加重当事人的自杀倾向。

（4）整合积极资源。充分利用有利的外部资源，包括家人、朋友、社区及社会资源，建立有效的社会支持体系。

帮助当事人的家人、朋友，理解并接受当事人的过去和现在，让当事人获得亲情和友情。社区可组织相应的团体活动，使当事人能获得持续稳固的家庭、社会支持。

（5）重建生活信心。该过程的重点在于帮助当事人学习解决问题的技巧和心理应对方式，提高当事人对应激事件的应对能力，重建生活希望与信心。

治疗师可与当事人及其家属共同计划未来生活，让当事人学会用合理认知代替不合理认知，学会安排积极、具体及有益的行动，恢复和建立新的人际关系，增强自信，勇敢、积极地面对现实生活。

三 儿童青少年心理干预技术

儿童青少年更易受到突发事件的影响。突发事件不仅破坏儿童青少年所熟悉的物理环境与人际环境，而且也打乱其原本有序的生活节奏与规律。儿童青少年处于心理与身体的发育过程中，其生物、认知、情感与社会发展还没有完成，任何重大的环境与心理灾难事件都有可能破坏或阻滞其心理与身体整体或个别方面的发育与发展，有些甚至会产生终生的影响。针对青少年的心理干预也有其自身特殊性。下面介绍几种常用的儿童青少年心理干预技术。这些心理干预技术的主要目标是缓解或消除儿童青少年在面对突发事件时的应激反应。

（一）游戏治疗

游戏是童年生活的基本形态，是儿童成长过程中的一种自然倾向和内在需要，是一种超越国界的儿童"语言"——全世界的儿童都在用游戏表达自己。如果想要认识儿童，了解他们的内心世界，我们首先需要参与到儿童的游戏中去。游戏是儿童最自然的表达媒介。儿童一有机会就会在游戏中表达他们的情绪、需求和内心的想法。游戏也可以在很多场所展开，如家庭、操场、教室或游戏室等。

游戏治疗是指通过游戏来协助儿童（一般为 3～11 岁的儿童）表达他们的感受和困难（如恐惧、憎恶、孤独、觉得失败和自责等），从而达到治疗效果。事实上，游戏是儿童表达自我的最自然的方式，如同成年人通过"说话"来表达一样。

游戏治疗主要是基于心理分析学派的理论发展而成的。儿童通过游戏将内在的焦虑外显化，并通过游戏与治疗师互动，增加对自我行为和情绪的认识，并促进个人发展，加强自我面对困难时的信心和能力。游戏治疗适用范围广，无论是失去父母、亲人、朋友的儿童，还是感染病毒的儿童，都可适用，并且对年幼的儿童特别有效。虽然仅靠游戏治疗无法抚平儿童严重的心灵创伤，但是有助于他们建立信心，重新回归社会和正常生活。通过游戏治疗可以帮助那些在成长过程中经受过创伤或需要特别帮助的儿童更好地成长。

游戏治疗的基本原则

治疗师要营造温暖、友善的氛围，并尽快与儿童建立良好、和谐一致的关系。

治疗师要接受儿童就是他本身。

治疗师要在关系上提供宽容的感觉，好让儿童能够完全地表达自己的感受。

治疗师要警觉儿童所表达的情绪，并能做出回应，让儿童更加明白自己的行为。

治疗师要深信儿童有解决自己困难的能力，只要提供合适的机会，儿童就有责任和能力去做决定和改变。

治疗师要跟随儿童的步伐，而非尝试以任何形式去指导儿童的行动或对话。

治疗师不必催促治疗的过程，游戏治疗的过程是循序渐进的。

治疗师不轻易设限，只在儿童需要学习在关系中负上应有责任或面对现实环境的需要时才设下限制。

（二）艺术治疗

艺术治疗，又称艺术疗法，是心理治疗的一种。一般心理治疗以语言为沟通、治疗的主要媒介；而艺术治疗主要以提供艺术素材、活动经验等为治疗的方式。采取艺术治疗，能够让治疗师灵活运用不同的表现性技法，达到与患者心灵上的沟通。艺术治疗在西方国家已经得到广泛应用，成为心理咨询和治疗的主要技术之一。

艺术治疗有两种取向。一种取向为心理分析导向的艺术治疗模式。在此模式中，艺术成为非语言的沟通媒介，配合当事人对其创作的一些联想和诠释来抒发负面情绪，解开心结。另一种取向则倾向于艺术本质。通过艺术创作，缓和情感上的冲突，提高当事人对事物的洞察力或达到净化情绪的效果。这两种取向都是把艺术当作表达个人内在和外在经验的桥梁，让当事人能通过创作释放不安情绪，澄清以往的经验。在将意念转化为具体形象的过程中，传递出个人的需求与情绪，经过分享和讨论，使其人格获得调整与完善艺术治疗的作用。

由于每个儿童所遭遇的问题不同，所以艺术治疗没有固定的方式。治疗师必须根据儿童的问题、情绪、兴趣等诸多方面，用包容、开放的态度，鼓励其自发性地接触不同的艺术材料和活动，并从其创作过程中透视内心世界，最终达到痊愈的效果。在儿童很小的时候，只要儿童能听见声音、四肢可以活动（四肢不灵活亦可），就可以开始音乐治疗和舞蹈治疗。而绘画治疗最好是等儿童已经具有抓握能力、能够操纵美术用具再开始，一般以3岁以上为宜（特殊案例除外）。戏剧治疗的时间则较晚。

艺术治疗主要通过绘画、雕塑等艺术手段，为当事人进行治疗。艺术创作的练习无论是对成年人还是对儿童都是适宜的——例如画出期望和目标，雕塑自己的压力，制作拼贴自画像、个人标识等。治疗师通过各种艺术方法与当事人沟通，可以深入探索他们的心灵世界。当事人可以通过自己的作品，表达内心的感触、向往，或需要宣泄的压力、孤寂等，从而使症状有所减轻。艺术治疗的方式涵盖多种艺术材料和艺术方法，如壁画、拼贴画、雕塑、线描等，治疗者可以利用日常物品设计出治疗方案，方便使用。

（三）叙事治疗

叙事，简单地说就是说故事，但叙事又并非都是传统意义上的说故事。相比之下，叙事具有表达内容和方法上的多样性和复杂性。

叙事治疗是目前受到广泛关注的后现代心理治疗方式，它摆脱了传统上将人看作问题的治疗观念，通过"故事叙说""问题外化""由薄到厚"等方法，使人变得更自主、更有动力。通过叙事治疗，不仅可以让当事人的心理得以成长，而且可以让治疗师对自我的角色有重新的调整与反思。

叙事治疗的基本假设：

☞ 叙说是人类的天性，人都活在生活中，人也都有可以说的故事。

☞ 故事是有生命的东西，每个人用其故事来展现其人生。

☞ 自己是故事的作者。生命中发生的事很多，但我选取其中的情节来作为我的故事。对于生活事件中谁会进入我的主要故事，可以自行选择。

☞ 人经历事件，也不断诠释其意义。

☞ 总有特定的事特别突显，不断地储存记忆，成为围绕着某个主轴、曲调的我的主要故事。不符合这个主轴、曲调，不被注意的事件，被称为替代故事。

治疗师应相信生命中有其他部分，虽未被描述，但仍有存在的可能性。治疗师的职责是与当事人共同寻求新的事件，创造新的故事叙说，并赋予新的生命意义。当一个替代故事可以纳入当事人的生命故事曲调之一时，即使有问题的故事（主要故事）依然继续存在，当事人也可以有更新的不同可能。

所谓叙事治疗，就是治疗师运用适当的方法，帮助当事人找出遗漏片段，以唤起当事人改变内在力量的过程。

叙事治疗认为，人类活动和经历更多地是充满了"意义"和故事，而不是逻辑论点和法律条文，它是交流意义的工具。人类学家布鲁纳指出，故事一开始就已经包括开始和结束，因而给了我们框架，使我们得以诠释现在。当事人在选择和述说其生命故事的时候，会维持故事的主要信息。为符合故事的主题，往往会遗漏一些片段。为了找出这些遗漏的片段，治疗师会帮助当事人发展出双重故事。例如，有孩子在叙事治疗中谈到"他的问题故事"，而治疗师会引导他说出另一段他自己不曾察觉的部分，进而帮助他自行找出问题的解决之道，而不是由治疗师直接给予建议。也就是在咨询过程中唤起当事人生命中曾经活动过的、积极的东西，以增加其改变的内在能量。在叙事心理治疗中，治疗师最常问的一句话是"你是怎么办到的？"。随后，会将焦点放在当事人曾经的努力，或他内在的知识和力量上，引导他走出自己的困境。

叙事治疗最大的特色是相信当事人才是自己的专家，治疗师只是陪伴的角色，当事人应该对自己充满信心，相信自己有能力解决自己的困难并且更清楚如何解决。运用叙事治疗的方式，可以解决儿童及其家庭所面临的问题。叙事可以激发出儿童自身的创造性解决方式，并将其置于关注的焦点，家长、治疗师等成年人则会被儿童在"叙事"过程中所展示出的聪明才智深深吸引。

空椅子技术

空椅子技术是行为治疗中非常精彩的一个技术，其在哀伤辅导中有很广泛的应用。比如，亲人或者朋友由于某种原因离开自己或者去世，儿童青少年因为他们的离去感到特别悲伤、痛苦，甚至悲痛欲绝，却无法找到合适的途径进行排遣，此时可以应用空椅子技术。

这种形式一般只需要一张椅子，把这张椅子放到当事人的面前，假定某人坐在这张椅子上。当事人把自己内心想要对他说却没来得及说的话表达出来，从而使内心趋于平和。

（1）哀伤辅导中空椅技术的操作步骤。

☞ 说明原理：你的亲友由于疾病去世，你因为他们的离去感到特别悲伤、痛苦，甚至悲痛欲绝，无法找到合适的途径进行排遣。现在，我们要用一种方法，帮助你感受自己的内心，表达、宣泄情感。我们会用一把椅子代表你失去的亲友，你坐在那把椅子对面和他对话，直到你把心里话全部说完为止。你愿意试试吗？

☞ 选择椅子：最好是两把相同的椅子。由当事人选择自己的椅子，并决定空椅子的位置及两把椅子之间的距离。

☞ 开始放松、想象：请当事人闭上眼睛，在椅子里保持舒服的坐姿，注意自己的呼吸，慢慢地深深地吸气，缓缓地呼，全身放松，想象要对失去的亲友所说的话。想好了，就可以说话了。

☞ 开始对空椅子讲话：此时治疗师需要记录他说的，不要有任何交流，以免影响他。

☞ "对话"结束后交流，做一些讨论：注意不需要与当事人逐条谈他刚才所表达的，可以跟他这样说："你刚刚经过这样的一个过程，有什么想法？有什么感受？有什么想说的吗？"

☞ 这样，空椅子技术整个过程就全部结束了。我们要相信当事人有充分的内加工能力。

（2）不同年龄阶段经历过疫情的儿童青少年的心理干预技术的选择。

☞ 0～6岁学龄前儿童：提供足够的玩具道具，给予身体接触与拥抱，对3岁以上的儿童可采取艺术治疗、游戏治疗的方法。

☞ 6～12岁：利用班级墙报绘画、班级团体讨论、绘画和接龙编故事、脑力震荡等方式，呈现艺术治疗、叙事治疗。

☞ 12～18岁：采用同伴间讨论、主题班会讨论、艺术治疗、认知行为治疗等。哀伤辅导可以用空椅子技术。

四 抗疫心理援助热线危机干预技术

在当前严重的疫情背景下，心理援助热线作为一种特殊的助人形式，为不同的人群提供帮助和支持。2020年2月2日，国家卫生健康委员会发布了《关于设立应对疫情心理援助热线的通知》，其中要求各地在原有心理援助热线的基础上设立应对疫情的心理援助热线。心理援助热线是在COVID-19疫情下提供心理援助最便捷、最可行的方式。开设抗疫心理援助热线，可以为处于疫情不同层面的大众提供心理服务，包括心理支持、情绪疏导、情感支持、危机干预，促使当事人稳定情绪，维护心理健康。中国心理学会临床心理学注册工作委员会贾晓明教授等特地编制了《抗疫心理援助热线工作指南》。本指南包括抗疫心理援助热线建设的目标和原则、组织框架、人员筛选，热线服务的特点，基本技术与方法以及伦理规范等。

（一）抗疫心理援助热线服务特点

☞ 服务形式：方便、快捷，有隐匿性。

☞ 服务内容：因疫情引发的各种情绪困扰、心理应激。

☞ 服务方法：给予明确建议和指导，更加快速和聚焦。

☞ 服务目标：帮助当事人缓解情绪压力、应对现实问题、恢复对生活的控制感。

☞ 服务途径：与多系统合作，及时转介。

（二）不同于面对面一般性心理咨询的特点

☞ 服务设置不同：心理援助热线时间短、不固定具体时长，多为单次咨询；面对面一般性心理咨询时间相对长、每次固定具体时长、常多次咨询。

☞ 服务内容不同：心理援助热线不做创伤咨询治疗。面对面一般性心理咨询一般咨询会进行创伤咨询治疗。

☞ 服务方法不同：心理援助热线更多倾听、理解、澄清，多应用心理危机干预方法。面对面一般性心理咨询一般咨询更多结合系统的治疗技术，比如认知行为治疗、精神动力学治疗、家庭治疗等。

（三）抗疫心理援助热线的基本工作流程

☞ 亲切开场，报出热线名称，并表达很高兴为对方服务。

☞ 首要工作是了解情况，即搞清楚对方为什么打电话求助，同时还要决定当事人是否适合热线咨询。咨询仅仅围绕本次疫情及其紧密相关问题展开，不过分延伸扩展。要了解的情况主要包括以下几个方面：①主要困扰；②如涉有身体症状问题，具体澄清；③来电当下所处环境；④目前可利用的社会资源等。

☞ 重视和澄清当事人的身体问题和现实问题，与当事人具体分析实际情况，判断首先要解决的问题。澄清有助于当事人保持稳定感、确定感。在问题聚焦后，采取不同措施，从满足基本需求开始。

☞ 根据当事人的情绪状况和环境状况，采取适宜的干预方法、技术，可采取稳定化技术、心理教育等，从身体、情绪、行为、认知等方面进行指导。

☞ 对不同问题进行必要的转介。有诊断的、有症状的，建议求医；有医疗与其他政策需求的，为其提供相应信息或直接转介。

☞ 积极寻找当事人内外资源，多给予鼓励、支持，提升其自信心。

☞ 妥善结束，强化积极方面，鼓励付出正性行动。告知有需求可继续来电。

（四）抗疫心理援助热线的伦理要点

抗疫心理援助热线特指在疫情非常时期提供的专业服务。遵循中国心理学会颁布的《临床与咨询心理学工作伦理守则》总则，包括善行、责任、诚信、公正、尊重，以避免伤害及维护其最大福祉为基本出发点。

1. 专业胜任力及专业责任

强调专业人员在专业胜任力范围内做力所能及的专业工作。疫情当前，专业人员有热情，发挥专业效能是专业人员应有的社会担当，但要求专业人员在已经接受专业训练、有实践经验及擅长的领域提供专业服务。

抗疫心理援助热线接线员的专业胜任力，至少包括已接受心理咨询基础训练，了解电话咨询的独特性，并接受过此次疫情相关的紧急培训，具备与疫情有关的基本医学知识，有处理危机情绪的基本训练等。

2. 关于知情同意

为实现知情同意原则，专业人员应在宣传抗疫心理援助热线时向公众提供详细说明，具体包括热线的资质（隶属于何机构或组织）、热线服务的性质（服务内容、面向人群）、热线接线人员的资质（接线员的专业性），以及热线接听的设置（如单次还是连续，有无时间限制，是否收费，是否录音）等。

在条件允许时，接线员与当事人口头讨论知情同意。在紧急情况下，以当事人打通热线求助视为知情同意，默认当事人在选择这种服务途径前已阅读相关信息。

3. 保密及保密突破

保密仍然是基本专业伦理。除督导和业务研讨之外，不向外界透露当事人的情况。妥善保存咨询记录，绝对避免丢失，注意及时向隶属机构归档。当研究、发表等需引用资料时，必须经抗疫心理援助热线批准，同时要对来电内容作保密处理。

保密突破除涉及当事人自杀、自伤等情况以下，与疫情特别相关的，如果发现当事人明显是确诊患者却未接受医学治疗，首要的是与当事人讨论就医问题以及可能对他人及公众造成的威胁，必要时向有关部门报告。

4. 关于专业关系

充分尊重当事人，保持客观、中立的立场，接纳当事人的情绪，不批评和指责当事人，不把自己的观点或社会的规范强加于当事人。

不向当事人透露私人联系方式，不建立工作之外的关系，避免双重关系影响专业判断。抗疫心理热线援助是一种紧急服务，旨在非常时期帮助当事人，不鼓励让当事人转为长期当事人。

5. 关于自我觉察和自我照顾

（1）接线员：接线员要安排好工作和生活的平衡，保证身心处于良好状态。检视自己投入心理援助热线服务的动机，保持稳定的情绪状态。

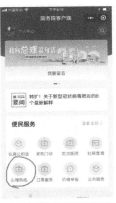

（2）开通抗疫心理援助热线的机构。①资质：有政府或专业组织依托，有不同层级的专业人员资源。②资源：接线人员充足，组织架构安排合理，有督导资源。

特别谨记：

☞ 对于医疗咨询的服务，必须转介医疗咨询热线，提供国家卫生健康委员会最权威推荐。

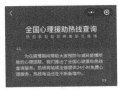

☞ 对于原本是自杀、自伤或重度抑郁等危机的个案，建议转介危机干预热线，提供最权威推荐列表。

☞ 附录：全国各个省市地区开设抗疫心理援助热线的机构

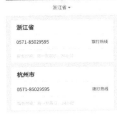

可以通过微信"国务院客户端"小程序，开启"全国心理援助热线查询"功能。

五 网络心理咨询技术

疫情特殊时期，互联网为紧急心理援助提供了便捷通道，在还难以展开面对面咨询的形势下，网络心理咨询将被大规模地推广和应用。为了规范疫情特殊时期的网络心理咨询，中国心理学会临床心理学注册工作委员会（注册系统）以问答形式发布《疫情特殊时期网络心理咨询工作指南》。

（一）网络心理咨询的界定

网络心理咨询是指治疗师与当事人之间运用电子邮件、网络文字、网络视频等沟通方式，以特定专业咨询关系为基础的网络心理服务，包括即时的或非即时的远距互动过程，以此帮助求助者解决心理困扰、促进自我成长。

（二）开设网络心理咨询的条件

心理咨询作为专业助人的工作，最突出的特征之一是心理咨询需要有专业的场景，即通过特定的设置构成，包括场所、人物、时间、费用等因素，网络心理咨询有特殊的设置要求。

1. 开设机构

网络心理咨询服务与面对面一般性心理咨询一样，要有组织管理架构，建立治疗师值班制度，安排培训和督导，有案例记录保管要求，建立紧急案例上报机制，特别是要组织对网络心理咨询工作要点以及相关伦理规范的研讨和学习。

☞ 已有的心理咨询与治疗机构可以在已开设的面对面咨询、热线咨询服务方式之外，开设网络心理咨询服务。

☞ 由志愿者自愿组成开设网络心理咨询服务的，要先建立规范的组织机构，并接受相应的学术组织的专业指导。

2．网络心理咨询环境

网络心理咨询对网络环境有较高的要求，需要有可信任的、有法律保障的、网络信号稳定的网络平台。理论上，购买或免费使用网络平台要有明确的使用合同，说明网络平台需要承担网络稳定、信息保密的责任。

治疗师和当事人双方网络信号畅通，电脑或手机设备功能良好。

3．虚拟前台

网络心理咨询的预约和接待都通过网络平台进行。提供服务的机构可以通过网页或公众号等形式向潜在求助对象发布服务机构信息，主要包括本机构网络心理咨询服务范围，对当事人身份（如年龄、职业等）的要求，提供服务的治疗师的资质、理论及技术取向、专业擅长等，提供服务的具体时间，收费情况。

4．专业规范伦理要求

遵守中国心理学会颁布的《临床与咨询心理学工作伦理守则》及相关的法律法规。

（三）网络心理咨询特点

1．跨越地域

跨越地域是网络心理咨询在疫情时期最突出的优势。疫情时期，避免疾病面对面传播的可能性，治疗师与当事人不能面对面开展咨询，或者治疗师与当事人身处两地，特别是有时当事人或治疗师可能身处异地无法及时返回。在这些情况下，网络心理咨询仍可以进行。当然，这也为那些不习惯并排斥面对面咨询的当事人提供了可用的方式。

2．时空不受限，经济便利

网络心理咨询突破了时空限制。一方面，能消除因路途遥远、交通受限、行动不便等原因造成的阻碍，扩大咨询的服务范围；

另一方面，当事人由此节省了交通费，治疗师节省了场地费等，从而降低了咨询成本。

3. 隐蔽性和匿名性

关于当事人可以匿名还是必须实名求助，目前尚有争议。尽管在专业上建议当事人实名求助，但在疫情非常时期，不排除有些紧急求助的当事人不愿意暴露真实身份。在这种情况下，如果简单拒绝服务，有违伦理守则的善行原则。建议治疗师与当事人充分讨论，谨慎地开展必需的专业工作。

4. 缺乏社会临场感

治疗师与当事人在虚拟咨询环境中互动，因不在场，所建立的咨询关系更加复杂，既有可能因为对情感联结的感受度降低而影响投入，也有可能因为缺乏面对面的压力更容易敞开心扉，同时还可能给临床评估带来困难。

（四）区别对待一般当事人和危机当事人

1. 对于一般当事人

（1）仅在咨询时段提供咨询：在网络心理咨询中，在非咨询时段与当事人互动就如同在面对面咨询中咨询室以外的接触，要注意避免。

（2）限于咨询安排沟通：与当事人联系咨询安排或更改咨询时间等，规范的方式应该由机构接待处联系双方进行。

（3）某些特殊情况：例如网络突然中断但咨询恰好在紧要环节，只能由治疗师与当事人直接联系，治疗师应该用专门用于咨询的联系方式，而不是用自己日常使用的手机号码等联系，并且要与当事人限定好只用于联系更改咨询时间或对网络中断后的处理，不用于咨询。

2. 对于危机当事人

（1）危机个案不适合网络接案：与在面对面咨询中接待危机个案的原则一样，不再是常规的心理咨询，而要按危机干预的设置和原则启动工作。网络心理咨询不适合接待危机个案。

（2）疫情时期的紧急干预：在疫情时期遇到危机个案不能回避，履行专业责任做好转介，特别要注意危险性评估，确定紧急联系人、告知危机干预热线电话等，及时转为线下的面对面咨询。

（五）网络心理咨询的适用人群

并不是所有的当事人都习惯网络心理咨询，也不是所有当事人的问题都适合网络心理咨询。适合和不适合网络心理咨询的人群如下。

1. 适合网络心理咨询的人群

适合网络咨询的人群有以下几类。①探索个人成长和自我完善的；②因为身体原因而感到自卑的；③患有广场恐怖症、焦虑障碍或社交恐怖症的；④说话或听力困难的；⑤地理位置孤立的；⑥因为局促不安、焦虑而不能与咨询人员正常面对面地谈自己的个人问题的等。

2. 不适合网络心理咨询的人群

不适合网络心理咨询的人群有以下几类。①有自杀倾向的；②思维混乱的；③有边缘性人格障碍、严重的社交人格障碍、妄想型精神分裂症等严重心理问题的。

（胡健波　陈京凯）

第六章

COVID-19 患者的
心理干预案例

CHAPTER
6

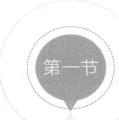

第一节　潜伏性心理问题的案例

 一般情况

杨某，女，45 岁，工人，咳嗽、咳痰 10 余天。

二 量表评估结果

（一）入院时评估

该患者在入院时评估，患者健康问卷抑郁量表评估总分为 3 分，广泛性焦虑障碍量表评估总分为 5 分。

（二）入院1周后得知家人感染后评估

该患者在入院 1 周后得知家人感染后评估，患者健康问卷抑郁量表评估总分为 11 分，广泛性焦虑障碍量表评估总分为 14 分。

三 精神科临床表现

杨某于 1 周前确诊入院，入院时属于轻症患者，对自身病情担忧不明显，睡眠、食欲均可，亲友被集中隔离，稍感担忧。入院后，病情已基本缓解，情绪也一直稳定。入院第 6 天晚上，突然变得心烦意乱，几乎彻夜未眠。次日查房时，在医生的耐心引导下，杨某调整自己的情绪，说出了自己的担忧。她是自己家族中第一个被确诊的患者，其后和自己有过近距离接触的亲友都被隔离。一开始，这些亲友都没有出现症状，杨某虽说感到有些内疚，但觉得只要大家没事，自己一人得病也能扛得住。期间也有令人不快的事情，比如最近与自己并无近距离接触的亲戚在出门购物时也会被街坊议论，甚至被非议："你们家都有病人了，怎么还好意思出来？"这些话传到杨某这里，让她更觉自责。而压垮杨某情绪的最后一根稻草还是前一天传来的让她最担心的消息：有1位同事和1位家属被确诊感染。这让杨某的情绪一下就失控了，她反复责备自己，觉得自己对不起家人和同事，是自己害了他们，以后都无颜面对他们了。

四) 干预手段

针对杨某的情况，首先要做的是倾听她的心理诉求和担忧。杨某的预期担忧加上现实中亲友的感染确诊，形成了叠加效应，加重了她的情绪问题。对此，首先要做的是倾听和帮助患者宣泄情绪；其次，从刺激情境分析，发现亲友感染成为一个重要因素，会引起患者认知、情绪、行为方面的变化，因此让患者了解自己情绪发展的路径，可以达到心理健康教育的目的。再者，疫情的进展进一步成为杨某的刺激情境，从而引起链式反应，导致其情绪失控。

因此，我们应用辨证认知行为治疗的正念技术、情绪调节技术的"智慧心、理性心和情绪心技术"，指导她进行情绪调节。患者可以从客观的角度看待问题和接纳自己当前的情绪，并积极寻求社会支持。通过联系家人，沟通了解事实上大家对她并没有不满和责备，从而增强其治疗的信心、提升其能量。此外，可以教授给患者一些稳定化技术，比如通过自助式音频进行放松训练等。

五 干预后改变

当天傍晚查房时，杨某的情绪已经缓和许多了，基本平复到得知此消息前的状态，但仍稍感自责。她还告诉医生，被感染的同事和家人都主动与她电话联系了，他们的病情稳定，这也给了她莫大的宽慰和康复的信心。

六 总 结

在此次疫情中，我们发现一种特殊的情绪波动特征。该特征与病毒传播及发病特点有关，即被感染患者起初并不担忧自身状态，对亲友的隔离也能接受，但当家人在潜伏期后出现症状并确诊时，患者可能因亲友的发病而加重自责，从而造成额外的心理应激，显现潜伏的心理问题。因此，需要时刻关注患者的情绪变化，尤其要关注患者被隔离亲友的状态变化对患者的影响。

此外，大众也需要科学地认识疫情，理性地看待患者及其家属，除必要的管控措施外，不应对患者及其密切接触者持有歧视或恐惧心态。我们需要战胜的是病毒，而不是患者；我们需要隔离患者，而不是隔绝关爱；我们需要严格的疫情管控，也需要温暖的人性关怀。

（魏 宁 西英俊）

第二节 家庭集体感染案例

一 一般情况

王某，男，55 岁，乡村医生，因发热伴咳嗽 5 天来我院就诊。其妻女均确诊感染。

二 量表评估结果

该患者的患者健康问卷抑郁量表评估总分为 21 分，提示存在重度抑郁症状；广泛性焦虑障碍量表评估总分为 20 分，提示存在重度焦虑症状。

三 精神科临床表现

王某是中原某省的一位乡村医生，由于所在地毗邻湖北，所以有不少湖北籍的患者会在他那里就诊。2020 年 1 月下旬，王某发现自己有发热咽痛的症状，身为医务人员，他马上想到可能是COVID-19。他不敢怠慢，立刻前往当地医院就诊。但当地医疗条件有限，医务人员通知他回家自行隔离。第二天，随着 COVID-19 相关症状的相继出现，他愈加确定自己的判断。得知浙江大学医学院附属第一医院（以下简称浙大一院）是浙江省收治 COVID-19 的定点医院，其传染性疾病学专业在国内也是顶尖的。于是，他连夜驱车从所在地赶至浙大一院，中途几乎未停车。此行，他还带上了自己的妻子和女儿，因为他明白她们是自己的密切接触者，假如自己确实感染，那么即使她们两人目前没有症状，也有极大可能被感染。到达浙大一院之后，其检测结果果然是王某最不愿看到的：3个人的病毒学检测结果全部呈阳性。他们一家当即被收治，入住浙大一院之江院区的隔离病房。考虑到方便家人互相照顾，院方安排其同住一间病房。王某刚刚住院安顿好，新的问题接踵而至：王某的妻子得知自己被确诊后，开始埋怨丈夫把病毒传染给她和孩子；而孩子正处于叛逆的青春期，整天面对父母且不能外出更是一肚子不满；王某也因此更加自责与不安。在身体和精神的双重压力下，他出现了失眠、想哭、闷闷不乐的症状，对家人的愧疚感更让他觉得自己做人太失败了。隔离病房的医生发现王某的症状后，联系了入驻隔离病房的精神科医生。经评估，发现王某存在重度的抑郁和焦虑症状，虽然从时间的标准上还不能诊断其患抑郁症，但针对这类应激反应的干预已经刻不容缓了。

四）干预手段

首先，对王某本人开展支持性心理治疗，倾听他对本次突发事件的感受和看法，从躯体、认知、行为和情绪层面予以分析。在认知层面，王某存在明显的自责和愧疚。对他的感受给予积极共情和理解，并进行认知方面的澄清。合理应用资源和社会支持，对其开展家庭治疗，疏通王某与其妻子及女儿之间的心理隔阂和误解。医生在其中发挥桥梁作用，促其呈现在认知和情绪上的冲突，并给予积极回应；助其换位思考与理解，从而使三个人的情绪得到释放，使其不合理认知得到纠正，再加上相互沟通，促使关系得到修复。家庭矛盾得到缓和，这又成为解决王某内心冲突的治疗因素，从而快速缓解了王某的心理问题。

鉴于王某有明显的抑郁、焦虑情绪及失眠症状，给予其正念身体扫描音频的自助式训练，并给予小剂量抗抑郁药和苯二氮卓类药物改善症状。

五 干预后改变

1 周后，随着王某自身病情的好转及家庭关系的缓和，他也终于露出了久违的笑容。王某一家人的病毒学指标陆续转阴，他们也在为出院积极做准备。

六 总结及经验分享

COVID-19 暴发常有家族聚集性，患者不单单是自己住院，更有可能面临全家住院这种前所未有的困境和压力。首位出现症状的患者往往会自责。与此同时，家人也可能有不理解和埋怨。因此，首位出现症状的患者可能面临的心理压力包括对自身及家人病情的担忧、自责及面对家人指责时的委屈等多重的复合压力。

对于这样的案例，在了解患者情绪状态的同时，还需要了解患者家庭关系及家人的情绪问题，厘清患者症状表现与家庭压力之间的关系。

在治疗方面，应该遵循心理治疗联合药物治疗的原则。心理治疗除了对患者采取综合的心理支持、认知及放松治疗外，还应有针对性地进行家庭治疗。对焦虑、抑郁症状严重的患者，就需要合并抗抑郁、抗焦虑药物或者镇静催眠药物进行治疗。可以采取小剂量的药物治疗，并根据患者的病情变化予以调整，且要注意药物相互作用的影响。

（魏 宁 黄金文）

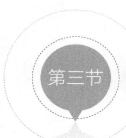

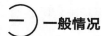

第三节 隔离病房医护人员案例

一 一般情况

张某，男，40 岁，已婚，重症科医生，一线隔离病房工作人员。因"紧张、失眠、工作中犹豫不决 3 天"前来寻求帮助。

二 量表评估结果

张医生的患者健康问卷抑郁量表评分总分为 8 分，提示存在轻度抑郁症状；广泛性焦虑障碍量表评分总分为 9 分，提示存在轻度焦虑症状。

三 精神科临床表现

张医生在 3 天前接到医院通知，要求他立即支援隔离病房。于是，在还没有做好思想准备的情况下，张医生在 2 天前就进入防疫一线工作。张医生起初负责收治 COVID-19 患者、填写病程记录等工作，工作非常忙。而 1 天前，他又被调到另一个病房，又重新适应环境。这几天，张医生每晚入睡都困难，每天大概只能睡 2～3 小时，而且极易被惊醒。今早查房后，需要对一名危重患者行气管切开术，医疗组长命令张医生前去准备执行。在收到任务后，张医生整个人都感到很紧张，脑子昏沉沉的，呼吸也加重，说话少了，人显得有点木讷，做事犹豫不决，尤其对于要去执行气管切开术更是觉得无从下手、困难重重。周围的人都觉得他很紧张，但他自己却不觉得。为此，同事半开玩笑、半认真地建议他找精神科医生聊聊。

经过精神检查发现，张医生意识清楚，时间、地点和人物定向力均无任何问题。在整个交谈过程中，他非常配合，能够进行顺畅的交流，也愿意分享自己的真实感受。对于病史中的失眠问题，张医生的解释是不适应新环境，尤其是在没有充分思想准备的情况下被征召进入隔离病房支援。此外，刚适应当时的工作又换了一个病房，需要重新适应，因此出现失眠。对于要去执行手术操作这个问题，张医生表达了很多担心。作为一名专业的重症科医生，他熟悉每一个操作步骤。其中有一条让他很担心，也就是在气管切开那一刹那，因为气管压力高，所以患者呼吸道内的气体可以喷散得到处都是。平时做这样的操作时他并不会担心，但在现在的情况下，他非常担心自己会被感染。即使知道进入隔离病房，操作会有充分的保障，但他还是无法放松下来。此外，对于身边同事的反应，他显得不太高兴，认为自己的表现让大家感觉自己很胆小、很无能，有些轻度的自责。

四 ）干预手段

针对张医生的困惑，精神科医生给予了一般支持性心理治疗来缓解他的紧张、焦虑状态。

以下是心理治疗的谈话片段节选。

问：你觉得你为什么会失眠。

答：不适应环境。房间里有人打呼噜，我睡不着。

问：还有其他原因吗？

答：我本身睡眠就不太好。

问：你是自愿来一线工作的吗？

答：不是，我是几天前的一个晚上刚刚接到通知，要求我来隔离病房，第二天一早就要报到，没有什么思想准备。

问：哦，这样啊。那你有没有觉得这也会导致你失眠？

答：有可能。

问：还有其他因素吗？

答：太忙了，我一进病房就不停地接收患者，写病程录。还没熟悉环境，就已经先干起活来了。

问：这些事情是不是都会让你觉得压力大？

答：是的。

问：那现在怎么回事？你为什么要来找我咨询？

答：我一会儿要进去给 X 床患者做气管切开手术。

问：很难吗？

答：不难。

问：那为什么觉得压力大呢？

答：切下去那一下，气管内的压力会把气体喷得到处都是。

问：所以……你担心的是患者的气体污染你，使你被病毒感染？

答：是的！虽然我知道我们穿着防护服，还有正压呼吸器，应该是有保障的，但这个新型冠状病毒谁说得清呢？万一我中招了怎么办？

问：嗯，你的担心确实有点道理。那你有没有想过好的方面呢？

答：我一向比较谨慎，或者你也可以说我胆小，但是在 COVID-19 面前，胆子小点有错吗？

问：没错。但如果太害怕了，会不会过分夸大了危险？

答：我也知道这样不好。

问：那你看看你需不需要帮手？

答：那最好，有个帮手我能安心一点。

问：好，我可以帮你去解决这个问题。

答：好吧，那我试试，反正逃不掉的，总要试一下。

此外，经过与他的上级医生商议，决定由上级医生和他一起进病房，由他操作，上级医生辅助。同时，负责院内感染控制（简称院感）的老师也全程陪同，确保操作过程中工作人员不会被新型冠状病毒感染。

五 干预后改变

4小时后随访：张医生从隔离病房里出来，汗水湿透了手术服，但他的脸上洋溢着得意的笑容。他开心地表示，战胜紧张，完成手术，原来也就这么回事；最困难的事就这么过去了，其他的挑战也就都不算什么了。

六 总结和经验分享

对新型冠状病毒有恐惧是人之常情，害怕、紧张是正常的情绪反应。如果这样的情绪反应影响工作和休息，那就应该及时处理，避免其加重。

就本例而言，对未来的不确定性是当事人焦虑的最大因素。工作环境的变化、巨大的工作压力，以及对于病毒的恐惧，都是影响一线工作人员情绪的重要因素。在咨询过程中，首先要了解当事人的心理产生原因，其次评估目前的影响程度，最后对当事人的焦虑情绪给予认同和理解。在整体咨询中，未做过多的评价，而是从当事人角度出发，给予心理支持，并提出建设性的解决方法。因此，除改善工作环境、减轻工作压力等以外，也需要关注如何降低灾难性的预期。激发当事人自身的力量，是最好的解决方法之一。心理支持还有另外很重要的因素，就是针对一些现实困难，提供资源，助其解决问题。比如本例中所采取的增强防护、让上级医师陪同、院感医生在场等措施，可以有效地减轻一线工作人员对新型冠状病毒的恐惧。另外，本例中的张医生最后在常规的隔离服外另增加了一件隔离衣，虽然此举的额外隔离效用不大，但对于张医生来说是一个很好的心理暗示，能帮助他战胜恐惧。

（陈　俊）

第四节 **确诊感染患者案例**

 一般情况

王某，女，37 岁，未婚，从事财务工作。因"发热、咳嗽 5 天，加重伴气急 2 天"收治入院。

患者于 10 天前赴武汉旅游，7 天前返回本市，5 天前开始出现发热、咳嗽症状，自行服用感冒药未见好转。2 天前，症状加重并出现气急，故至本市某综合医院发热门诊就诊。口腔咽拭子检测为阳性，确认感染新型冠状病毒而收治入我院。

患者父母居家隔离中，尚未出现咳嗽、发热、气促等不适。

 量表评估结果

王某的患者健康问卷抑郁量表评估总分为 7 分，提示存在轻度抑郁症状；广泛性焦虑障碍量表评估总分为 12 分，提示存在中度焦虑症状。

 精神科临床表现

入院后，王某躯体不适主诉多；尤其在服药后，不适主诉反而增多。她反复向工作人员反映自身不适情况，自觉双上肢麻木、无力，担心是否会因为感染新型冠状病毒而导致脑梗死。左手手腕正中处有一浅红色的红斑，中央无隆起，周围无明显边界，因此王某反复揉搓此处，担心是因"药物过敏"而致。同时，王某非常担心 COVID-19 会导致猝死。她担心自己治愈无望。只要看到网上一些关于 COVID-19 死亡病例的报告，她就会跟着担心，担心自己会不会也因为感染新型冠状病毒而死亡。王某的睡眠情况也非常糟糕，每晚都要经历数小时才能入睡，总睡眠时间只有 4 小时左右。

此外，由于王某的父母尚在居家隔离观察，虽然两位老人目前尚未出现任何不适症状，但她始终担心父母的安危。她认为是自己出去旅游被感染，才有可能把新型冠状病毒带给了父母，因此自责。王某在病房中不停地给父母打电话，确认他们是否有发烧、咳嗽等与自己类似的症状。在得到否定的答案后，她紧张的情绪就能够得到一定的缓解。但这种担心、恐惧不久之后又会出现，因此她会反反复复地电话询问父母。王某虽然知道真正发生的可能性不大，但始终认为自己可能真的病得很重，很有可能走上与其他重症患者同样的道路，而且无法自控。

经过精神检查发现，王某意识清晰，定向力完整。她身着病员服，坐于床上，衣着得体，在交谈接触过程中能合作，能够进行顺畅的交流，回答问题切题。王某存在比较明显的精神性焦虑，紧张、害怕情绪无法自控。同时，也有很多的躯体性焦虑，症状多样。经精神检查了解到，其实王某在觉得"双上肢麻木、无力"前经历了非常明显的焦虑、紧张、担心和害怕。为了缓解紧张情绪，王某不停地深吸气、呼气，呼吸频率也比平时快了很多。不久之后，她就出现了"双上肢麻木、无力"。王某失眠的主要原因是不敢入睡，她在睡前总会联想到万一自己醒不过来，在睡梦中死去怎么办。只要一想到这一点，她就吓得无法入睡。但是只要能够入睡，她的睡眠质量还是可以的。由于担心把病毒传染给父母，因此王某的自我感觉比较差，出现轻度的自责，但未引出明显的情绪低落，对自我能力的评价也是中肯的。她的兴趣爱好还是存在的，白天喜欢看手机，与朋友们聊天。她有强烈的求治愿望，也能够配合治疗。

四 干预手段

针对王某的问题，我们给予了一般支持性心理治疗和疾病健康教育，以缓解其焦虑。

以下是心理治疗的谈话片段节选。

问：王女士，我是治疗团队中负责精神心理的陈俊医生，你可以叫我陈医生。

答：你好，陈医生。

问：听我的同事说，你的双手麻木，你很紧张吗？

答：是的，我的手特别麻，感觉好像不是我自己的手一样。脚就好一点，主要是手。我这个不会是脑梗（脑梗死）了吧？我年纪还轻呢，怎么就会脑梗（脑梗死）了呢？

问：你能回忆一下，出现手麻之前你在干什么吗？

答：哦……我记得当时我在想我爸妈，不知道他们会不会跟我一样，也被感染。如果真是那样的话，那我可就罪过大了，太对不起他们了。

问：打完电话之后，你就出现双手发麻了？

答：是的，我当时觉得胸闷，气很急，我就不停地吸气，感觉自己的呼吸变得很快。

问：之后就发麻了？

答：是的。

问：我明白了，你这种发麻可能是因为过度通气。

答：过度通气？

问：嗯，过度通气。你有没有在电影里看到过，有些人一紧张就大喘气？这个时候，医生会给他们一个纸袋套住嘴巴，用鼻子呼吸？

答：噢，对，我看到过！

问：这就是过度通气，反复的深呼吸之后就会诱发，出现麻木感，透不上气。如果套上纸套呼吸，随着二氧化碳的增加，呼吸反而能够平静下来，麻木的感觉也能消失。

答：啊，是这样子的啊？

问：对，下次如果再有发生，你可以试试。

答：好的。谢谢！

问：那你的父母现在好吗？你给他们打过电话吗？

答：我刚刚打过，他们现在还蛮好的，还在家里隔离观察，还没完全解除隔离。

问：那你现在还担心他们吗？

答：担心！很担心！听说这个病的潜伏期很长，不知道他们会不会被我感染。

问：你觉得这种可能性有多大？

答：我也不知道，希望可能性不大吧。

问：既然你这么想，为什么还这么担心？

答：我控制不住。

问：失眠也是因为这个控制不住的担心吗？

答：是的，睡前我就在担心，万一我一睡着就长眠不醒了怎么办？所以就怕得睡不着。

问：你觉得可能性大吗？

答： 我在网上看到有人就是这样睡下去就死了。

问： 那你认为发生在你身上的可能性大不大？

答： 也许吧，但我真的怕到睡不着。

问： 你要知道疾病有一定的科学规律，像你这样的轻症患者，肺部 CT 检查又没有什么大问题，本身身体也不错，没有慢性躯体疾病，是不可能睡着睡着就没有的。

答： 哦，是这样的吗？

问： 以后再遇到，你可以尝试放松训练。就像你深呼吸那样，但只要做 5 次就可以了，千万不要多做，否则又会发麻了。

答： 好的，我试试。

问： 你这种过度的担心，明知没有必要还无法自控，其实是焦虑的特征性表现。焦虑的时候，身体也会出现各种各样的不适。我给你一些新型的安眠药帮助你睡好怎么样？睡好了，胃口好了，你的紧张焦虑也能减轻。

答： 原来是这样啊。好的，谢谢陈医生！

除心理治疗谈话外，我们还给予了这位王女士非苯二氮卓类镇静催眠药唑吡坦 10mg，睡前口服。

五　干预后改变

（一）第 2 天随访

王女士看到我进入病房就坐起身来，很主动地告诉我昨晚她睡得好了，而且是没有服用安眠药自己睡好的。我问她还担心吗，她回答担心减少很多了。

（二）第 3 天随访

再次看到我，王女士很开心，露出了笑容。她告诉我她现在不仅睡得好，而且胃口好了，精神也好多了，她已经不担心自己得COVID-19了，家人也还健康。她甚至问我她什么时候能够出院。

六 总结和经验分享

面对 COVID-19 疫情暴发，患者除担心自身的健康以外，还担心家人的安危，这是非常常见的现象。尤其是第一个被病毒感染并将病毒带回家的人，会更加自责。但是，这样的担心如果超出了患者可承受的范围，就会明显影响患者的社会功能或对COVID-19 的治疗，那就需要及时干预了。

在问诊中，我们需要了解患者所担心的问题，由此入手，探索患者症状表现与社会心理因素之间的联系。注意躯体化症状可能存在于各个器官和系统之中，尤其当实验室检查结果与患者主诉不符时，更需要注意与躯体化症状的鉴别。

在治疗方面，应该遵循心理治疗联合药物治疗的原则。大多数患者并不需要药物治疗，通过一般支持性心理治疗或心理健康教育，患者的症状就能消退。在本案例中，当事人出现躯体焦虑症状（手麻、过度通气、失眠）。经过心理健康教育，当事人的症状在认知、情绪和躯体层面上都得到了明显改善。对某些比较严重的患者，就需要合并抗抑郁、抗焦虑药物或者镇静催眠药物进行治疗。在使用镇静催眠药物时，为了避免安眠药物成瘾的问题，应该首选非苯二氮卓类镇静催眠药，如唑吡坦、佐匹克隆、右佐匹克隆等。

（陈　俊）

第五节 疑似感染患者案例

 一般情况

钟某,女,34岁,已婚,育有一子。因"发热伴咳嗽、乏力1周"入院。患者1周前无明显诱因出现发热,体温最高38.2℃,自服退烧药好转,期间间断发热,伴咳嗽、乏力,无咳痰,无胸闷、胸痛,无喘气及呼吸困难,发热门诊以"疑似COVID-19"收入感染科治疗。在住院期间,该患者无明显特殊不适,但担心的问题很多,例如"为什么体温降下来后还会再升高?""病毒感染也会有胃肠道症状吗?我感觉有点腹痛,那病毒会不会就在肠道内?""我现在吃药觉得胃不舒服,药物的副作用是不是很大?"等。在每次查房过程中,我们尽量予以安抚和解释,并嘱患者深呼吸放松,与家人保持联系。在治疗过程中,患者基本能够配合。

二 量表评估与实验室评估

该患者的症状自评量表(symptom check list 90,SCL-90)提示强迫症状轻度、焦虑轻度、人际关系敏感轻度、偏执轻度;焦虑自评量表(self-rating anxiety scale,SAS)提示可能存在轻度的焦虑症状。

干预手段或过程

　　入院后，做新型冠状病毒核酸 RNA 检测 - 鼻咽拭子检查，结果：核壳蛋白基因，阴性；开放阅读编码框 lab，可疑。2 天后，复查新型冠状病毒核酸 RNA 检测 - 鼻咽拭子：核壳蛋白基因，阳性↑↑↑；开放阅读编码框 lab，阳性↑↑↑。患者在得知第二次检测结果为双阳性后，非常愤怒，反复质问医护人员为何第一次检查结果为阴性，现在变成阳性了，认为是医院没有做好隔离造成的交叉感染，要求出院。在护士告知这样的情况无法出院后，患者崩溃，大哭，诉自己症状很轻，可能就不是感染，现在除了服药没有其他治疗，又很久没有见到家人了，尤其是孩子。本来知道第一次的检查结果比较好，已经联系家人帮自己安排了隔离住处，那样至少可以离开医院，现在看来遥遥无期，想着自己怎么这么倒霉……

　　见患者情绪难以平静，病区的精神科医生让隔离病房的护理人员先帮患者安排舒适的体位半卧于床，并倒了一杯温水给患者，然后通过对讲机与患者做了如下沟通。

医生： 你的心情我们可以理解，没有家人的陪伴，独自在这里坚持治疗这么久，已经非常勇敢了，我们谢谢你的配合。

患者： 我现在就想回家。

医生： 是的，不光是你，这里的每一个人都想回家，我们也希望你们尽快康复回家。但是你想过没有，你在现在这种情况下回家，很有可能会害了你的家人。

患者： 可我是这里症状最轻的患者，而且我本来的结果就是阴性的，为什么这次变成了双阳性，肯定是发生了交叉感染啊，我本来可以不住院的，我可以回家单间隔离。

医生：我先解释一下你的检查结果，首先你上次的检查结果并不是双阴性，第二项结果是可疑的，所以结果并不是完全阴性；其次，之所以规定需要两次或两次以上核酸检测，就是因为核酸检测很可能因为取样、送检、标本污染、假阴性等各种因素导致结果不准确。因此，我们需要多次反复检测核实，争取不漏掉任何一个感染患者，让每一个感染患者有机会完全康复。国家之所以这样规定，也是为了保障每一个人的安全，对每一个生命负责。

患者：（沉默中……）

医生：你能听得清我说话吗？

患者：嗯，我知道，但我在这里很有可能被交叉感染啊，尤其是我现在确诊后会跟其他确诊患者住在一起，要是我好了，其他重症患者又传染给我怎么办？

医生：是这样的，我们的隔离及消毒措施都是专业的，不会存在交叉感染的情况。现在的情况你也了解，外面还有许多确诊患者，所以只能安排确诊患者几个人住在一起，但我们会按照临床表现和检查结果，安排病情程度一致的患者住在一起，所以这个你可以放心。

患者：那我这种情况还要多久才能出院呢？

医生：其实你在确诊患者中属于症状比较轻的，而且经过这几天的对症处理，体温已经正常了，咳嗽也好多了，这说明你已经在逐渐康复了。我们也准备在你症状稳定一周后安排你再次复查，如果后续两次复查结果都是阴性的，你就可以出院啦。

患者：那好吧。

医生：行，那你好好休息。放松心情，才能恢复得快呢。

患者：嗯，好的，我知道了。谢谢你了，医生。

四〉总结与经验分享

　　疑似感染患者本身就很容易形成恐慌、紧张的心理，再加上与家人的分离及环境的限制，会本能地对周围的人或事产生抵触心理。如果情绪无法得到安抚或宣泄，很容易导致心理问题越来越严重。在本案例中，患者经历了预期的落空，继而绝望崩溃，从而无法控制情绪，与周围敌对。此例提示我们在治疗 COVID-19 患者的过程中，平时除做好解释、安抚、关怀的工作外，还需要给予患者一定的心理建设，尤其避免一些不太稳固的期望落空，不然会使患者在这样特殊时期的特殊环境中产生更激烈的情感反应。

（刘忠纯　姚丽华）

第六节　特殊人群（妊娠期妇女）案例

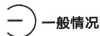

一般情况

　　季某，女，35 岁，公务员，已婚，孕 35 周（2 月 4 日），育有一个 6 岁的儿子。年前，亲戚从武汉来家中拜访，后来季某出现干咳、低烧症状，确诊 COVID-19。目前，父母、儿子、丈夫均在隔离中。其中，丈夫确诊 COVID-19，并另有 1 位与其密切接触的同事也已确诊。因当地医疗条件有限，季某于 2 月 6 日被转送至浙大一院进行隔离治疗。入院后，其一切状况良好，后突然出现胎儿宫内窘迫，需要紧急实施剖宫产。

评估结果

　　该患者在入院时，因为亲戚是专门从武汉过来探望自己的，而自己被感染后，又发现丈夫也被感染了，加上 6 岁的儿子也被隔离，情绪低落、自责、内疚。送医时，邻居对其指指点点，也让其心中不舒服。于是，安排精神科医生进行精神检查做心理评估。患者无明显精神病性症状，但是出现了失眠、烦躁等情绪问题，精神科医生对其做了广泛性焦虑障碍量表（GAD-7）、患者健康问卷抑郁量表（PHQ-9）以及匹兹堡睡眠指数量表（PSQI）测验。GAD-7 提示该患者存在中度焦虑症状，PHQ-9 提示其存在轻度抑郁症状，PSQI 提示其睡眠质量明显下降。产后再次评估，

GAD-7 提示中度焦虑，PHQ-9 提示无抑郁症状，PSQI 提示睡眠质量明显好转。婴儿核酸监测显示阴性后，该患者焦虑水平下降，量表测验提示存在轻度焦虑、无抑郁症状、睡眠质量良好。

三) 主要症状表现

产前主要症状：焦虑、烦躁，偶尔会表现为坐立不安，晨起心情低落、自责、内疚，认为是自己害了丈夫、儿子和同事。一方面，担心自己的疾病治疗，尤其担心腹中胎儿的健康状况；另一方面，认为是自己给大家带来了麻烦，每天看手机，觉得是自己害了大家，尤其对胎儿的情况感到十分内疚，说话唉声叹气，甚至偶尔哭泣，看到有妊娠期妇女因感染而终止妊娠后惶惶不安，害怕自己好不容易怀上的二胎孩子就这么被自己害没了。在医护查房时，患者精神紧张，再加上抗病毒治疗会在一定程度上加重其情绪反应。

在顺利剖宫产后，其因产后激素水平波动巨大，仍有明显的焦虑症状，后确定婴儿核酸监测阴性后，情绪逐渐稳定。

四) 干预过程

该患者在 2 月 6 日入院后，经评估存在心理症状，给予心理干预。心理干预主要采取的是认知行为疗法。首先，教给患者放松训练的方法，帮助其放松身体和情绪。心理医生积极倾听其患病的感受，共情担忧，帮助她宣泄负面情绪。在深入谈话后了解到患者的顾虑，于是对这些顾虑进行了分析，与患者讨论疾病有关的科普知识，运用认知治疗技术给予认知矫正，让其不要有灾难性思维，告知病毒对宝宝的影响还没有定论，不要有预期性焦虑；并且带领其一起进行正念练习，更多关注当下，积极应对接下来的治疗。患者能够慢慢放松下来，并且能够比较理智地看待自己、家人和同事的病情。在与心理医生谈话后，分别与家人、同事进行视频通话，相互鼓励。

2月8日，患者突发胎儿宫内窘迫，需要紧急安排剖宫产手术。术前，心理医生提醒其可以应用放松训练帮助自己冷静下来。术后，患者反馈放松训练还是有帮助的。在术前最紧张的时候，她一度感到快要窒息了，自己播放了医生提供的放松训练的音频，让自己逐渐冷静下来。

术后，母婴平安，但是新的担忧又来了。在未进行婴儿核酸监测前，患者十分焦虑。患者本身因为生产激素水平急剧下降，情绪问题的风险加大，加上为了防止感染，母婴隔离，为了给婴儿提供更好的医疗条件，婴儿被送至儿童医院就医，母子无法见面，这又加剧了情绪问题。此时，心理医生与患者交谈，一方面提醒她可以在状态不佳的时候应用正念练习，让自己冷静下来；另一方面，对患者进行了科普宣教，让患者对医院和医生有信心，并鼓励她在每天的心理咨询中积极宣泄情绪，把所想所感尽可能详尽地表达出来。

第二天，婴儿核酸监测阴性，消息传来，患者得到很大的鼓舞，情绪好转，脸上露出了久违的笑容。在心理医生查房时，患者表示自己心里的石头落下了。当天，患者又与家人及同事通了电话。家人表示还在隔离中，但并无不适，丈夫及同事的病情则在好转，这又给了她一颗"定心丸"。心理医生鼓励其继续保持正念练习，体会关注当下与各种情绪和平共处的状态。患者告知医生自己确实能从正念练习中获益，并且把这个方法教给了家人及同事，让他们也保持良好的状态应对治疗。

五　总结与经验分享

　　在 COVID-19 疫情下，妊娠期妇女是一个特殊群体。因其特殊性，妊娠期妇女的心理健康状况也尤其需要关注。一般来讲，对妊娠期妇女而言，心理干预是较优的选择，可以尽量避免过多用药。经实践，认知行为疗法对妊娠期妇女的干预是非常有效的，尤其是用放松训练技术和正念技术能够帮助妊娠期妇女稳定情绪、放松心情，更积极地配合治疗。同时，对于产后继续居住隔离病房的产妇，需要对其定期评估以预防产后抑郁症的发生。

（王华芬　黄金文　胡婵婵）

第七章

COVID-19 的心理科普宣传方案

CHAPTER
7

　　心理科普，是指利用各种传播媒介，以通俗易懂的方式传播心理学知识、推广心理自助技能的应用，是一项倡导科学方法、传播科学思想、弘扬科学精神的活动。在 COVID-19 疫情下，心理科普作为一种社会教育方式，能够促进大众加强对自身心理的认知、了解恰当的心理问题处理方式、掌握自我心理调节方法。

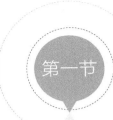

第一节　科普对象的心理状况分析

根据国家卫生健康委员会于 2020 年 1 月 26 日印发的《新型冠状病毒感染的肺炎疫情紧急心理危机干预指导原则》，心理危机干预工作应首先识别不同的干预人群，然后实施分类干预。其中，识别心理高危人群尤为重要。将受 COVID-19 疫情影响的人群分为四级，并指出干预重点应从第一级人群开始，逐步有序扩展。一般性的心理健康宣传教育需要覆盖到全部四级人群。

一　第一级人群

第一级人群为 COVID-19 确诊患者（住院治疗的重症及以上患者）、疫情防控一线医护人员、疾控人员和管理人员等。

COVID-19 确诊患者是在疫情冲击下，出现心理健康问题风险最大的人群。确诊患者的主要心理状态是恐惧、担忧、焦虑、无助，可伴有情绪低落、自责内疚或激越、冲动行为。同时，重症患者也面临较强的死亡恐惧感。确诊患者被定点医疗机构收治在感染科的隔离病房后，身处隔离病房，缺少亲友的陪伴，大多数时间在病床上度过，除有孤单、无助和不确定感之外，还要忍受病痛的折磨。而大多数 COVID-19 确诊患者缺乏心理学知识，对自身情绪的认识和控制能力不足，基本无自我心理调适技巧。这些因素也加重了 COVID-19 确诊患者的心理压力。

因此，对于 COVID-19 确诊患者，主要的心理援助方式有以下几种：精神科医生和心理治疗师入驻隔离病房，及时给予患者心理评估并定期进行；针对患者一般的焦虑、抑郁、失眠等症状，提供心理科普教育和心理支持；针对严重心理障碍（如重度焦虑、抑郁、消极观念和行为等），进行危机干预；在患者病情稳定后，继续为其主动提供心理健康相关科普知识。科普的重点应放在帮助他们了解抑郁、焦虑、睡眠障碍的症状，识别负面情绪和负面认知，及时寻求专业帮助等方面。

一线医护人员是这场疫情防控战役的"逆行者"，而高感染风险、高工作压力、过度疲劳、面对重症和死亡患者的无能为力感、职业倦怠，甚至耗竭等，都大幅度地提高了他们的心理风险。除工作中的心理压力外，医护人员在下班后的时间里也面临可能将疾病传染给家人的担忧，无法帮忙照顾家中老幼、无力承担家庭责任等的愧疚感，不得不与家人隔离居住的孤独感等，而衍生心理负担，对于双医务人员家庭来说尤甚。医护人员接受心理援助的优势在于其受教育程度较高，接受信息和理解分析的能力强；劣势在于其空余时间少，心理援助和科普需要"见缝插针"地进行。

对于危机状态中的医护人员，精神科医生和（或）心理治疗师的心理干预仍为首选；对于非危机状态的医护人员，专业从业者应主动提供科普信息，将科普信息简单化、直观化，以高效传达信息。同样地，一线疾控人员和管理人员也暴露于高感染风险中，工作强度和时长都超过平时，容易产生应激性情绪问题。

针对上述一线工作人群，科普的重点应放在帮助其了解抑郁、焦虑、睡眠障碍的症状，识别负面情绪和负面认知，学习放松训练、正念、冥想等简单有效的自我调适技巧，了解获得专业帮助的途径等。

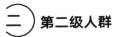

二 第二级人群

第二级人群包括居家隔离的轻症患者（密切接触者、疑似患者）及到医院就诊的发热患者。

对于与 COVID-19 确诊患者有过密切接触的人群，以及已经产生 COVID-19 类似症状但尚未确诊的疑似患者，目前主要的隔离方式是居家隔离。发热患者为确诊或寻求治疗，会到医院就诊。此类人群最主要的心理状态是焦虑，表现包括坐立不安、心急、烦躁、自主神经功能紊乱、情绪不稳定、易怒、责怪自己或他人、多思多虑等。在比较严重的情况下，可能出现强迫症状，比如强迫思维和强迫行为。强迫思维，包括过分担忧自己的身体出现问题，在担心自己是 COVID-19 患者与希望自己不是 COVID-19 患者之间反复纠结，反复回想自己是否有与人密切交谈或触碰到可疑物品，无法控制闯入脑海的与疫情和健康有关的想法并感到痛苦等。强迫行为包括反复洗手、洗衣、洗澡，反复检查口罩是否严密，反复擦拭和清洁等。在焦虑心态的影响下，可能出现的心理问题包括急性应激反应、抑郁、睡眠障碍、进食障碍、消极想法或行为等。对于后期排除了感染可能性的人群，有一部分可能仍处于焦虑状态中，其中一些表现为疑病症、强迫症。此时，心理科普工作仍需继续进行，并重点关注这一群体。

对第二级人群的心理科普应着眼于传授关于焦虑症状、压力和应激反应的知识，运用音频、视频等推广放松训练、渐进式肌肉放松练习、腹式呼吸练习等便于在家自行操作的自我调适技能，普及睡眠障碍的应对方法。让该人群能够初步识别焦虑症、强迫症、抑郁症、应激相关障碍等精神障碍的相关症状，以便有需要时及时寻求精神科医生等专业人士的帮助。

三 第三级人群

第三级人群包括与第一级、第二级人群有关的人（如家属、同事、朋友等），以及参加疫情应对的后方救援者（如现场指挥、组织管理人员、志愿者等）。

第三级人群的共同特点是未直接经历疾病和（或）死亡的场景，但仍受到疾病和（或）死亡的直接影响。对于确诊和疑似患者的家属，疾病的冲击更大些，因为这意味着这些家属可能正在或将要被隔离、无法探望关怀、无法第一时间得知病情信息等，不确定性通常易使人陷入胡思乱想，引发沮丧和焦虑。对于某些危重症患者家属而言，可能不久之后会听到患者生命垂危甚至去世的噩耗，而病逝患者家属可能需要面对无法安排临终前见面和（或）遗体告别的现实。这些对于家属来说，这将是情感上非常难以接受的事实。因此，患者家属在一段时间内可能经历提心吊胆、担惊受怕、神经过敏等心理和躯体不适，继而可能出现失眠、多梦、眠浅易醒等睡眠障碍，也可能出现神经衰弱和急性应激反应症状。患者的同事与朋友也可能有恐慌、担忧、低落等情绪反应。

针对与第一、第二级人群有关的家属、同事、朋友等，心理科普主要包括神经衰弱和应激反应的知识传授，运用音频、视频等推广放松训练、渐进式肌肉放松练习、腹式呼吸练习等便于在家自行操作的自我调适技能，普及睡眠障碍的应对方法，使此类人群能够初步识别睡眠障碍、应激相关障碍等精神障碍的相关症状，以便及时寻求专业帮助。对有患者去世的人群，也应该传授处理丧失和哀痛的方法。

参加疫情应对的后方救援者则可能因长时间、深度接触患者及家属的不幸经历而出现替代性创伤。在目前的语境下，替代性创伤指的是普通人体验到他人经历的灾难后，因共情和同理心，间接导致自己的身心受到影响，甚至出现类似创伤后应激障碍。后方救援者可能因为疫情的变化、某个患者病情的恶化、患者家庭经历的分离和伤痛、医护人员的悲惨境遇等事件感同身受，感受到与当事人类似的应激和创伤反应，产生丧失、哀恸、焦躁、愤怒等情绪，出现负面认知和行为，也可能因为自己的行动没有改变事实而产生自责、内疚、悔恨、无助等不良情绪。对于此类人群，心理科普应该传达替代性创伤的相关知识及应对方法，传授负面情绪处理方式，推广线上支持互助小组等，必要时介入心理干预。

四　第四级人群

第四级人群包括受疫情防控措施影响的相关人群、易感人群、普通公众。

第四级人群虽然没有直接与 COVID-19 产生联系，但仍受到疫情的波及和影响，影响方面包括工作 / 学习、日常生活、心理状态等。常见的心理问题有焦虑、恐慌、无助、过度紧张、愤怒、失眠、躯体化症状等。其中，心理上的"易感人群"包括老年人、儿童、青少年、孕产妇、缺乏社会支持的人群（独居者、流浪人员等）及疫情较为严重地区的居民等。我们要格外注意这些人群的身心健康。另外，原本就有精神疾病基础的人群，有可能出现原有疾病再次发作或加重的情况。由于目前减少外出、鼓励居家等防控措施的执行，所以家庭内部家人相处时间变长、生活密度变大，家人对防控措施的观点也不同等，可能引发代际冲突、家庭纠纷。

对于该人群，心理科普工作的主要方向是传授情绪的识别、接纳、自我调适技巧，普及与个人和家庭心理健康相关的知识，帮助人群学会甄别虚假信息或谣言，并控制信息获取量，鼓励其寻找身边的心理支持资源，在疫情防控的特殊时期安排和适应新的生活模式等。

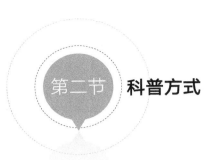

第二节 科普方式

　　《新型冠状病毒感染的肺炎疫情紧急心理危机干预指导原则》建议，心理健康宣传教育应充分发挥现有的平台、热线和多种线上通信手段的作用，并广泛动员社会力量，根据受疫情影响的各类人群的需求和实际情况，为其提供心理科普和援助。

　　根据通信网络技术的发展实际，结合"少接触、少聚集"的疫情防控需求，当前最高效和恰当的心理科普方式是采取远程教育形式，具体包括网络/线上科普、多媒体科普，其他科普方式也可适当采用，包括线下科普、心理援助中的科普工作等。

一）网络/线上心理科普

　　网络/线上心理科普的形式多种多样，常见的形式有通过各种社交平台上的专栏、文章、电子书、音频、视频、授课、在线问答互动等方式传递心理健康相关信息。科普信息发布的主体可以是国家权威机构，精神病学、心理学相关团体和组织，或有专业背景的个人。网络科普的优点有信息更新速度快，内容和形式创新多，传播范围广，受众人数多，信息的获取可由受众自主选择，不受时间和空间限制等；缺点在于，以组织和个人为主体发布的科普内容由于信息审核机制不完善，可能出现纰漏和谬误。

　　随着手机网络的全面铺开，网络/线上科普可覆盖的人群包括第一级到第四级人群，只要身体和硬件条件允许，他们就能随时随地获取心理健康知识。对于第一、第二级人群，由于他们与COVID-19 的关系较为密切，受疫情影响最为切身和严重，时间和精力均不宽裕，所以建议主动推广订阅专栏或公众号等权威科普消息来源，每日定时主动推送此类人群亟须的心理健康知识，建立有效的反馈机制（如留言板）等，确保信息的高效性、通俗性、准确性、适用性，保证自我实践内容的可操作性。对于第三、第四级人群，可以适当宣传和推荐可靠的科普信息来源，鼓励其自主学习科普材料。

 传统媒体科普

传统媒体也是心理科普的重要渠道，比较适合的传统媒体渠道有电视、广播、报刊（包括电子版报刊）等。传统媒体群众基础好，内容可靠权威，人群的接受度和信赖度高。切实可信的传播内容本身就能安抚情绪、稳定民心，有利于塑造理智、冷静、实事求是的情绪大氛围。传统媒体科普的主要受众为第二、三、四级人群，尤其是居家隔离的人群，其对年长者的说服力和教育意义更高。

线下心理科普

线下心理科普的涵盖面较广，可行的方式有以下几种。①一对一科普宣传，适用场景如社区工作站、小区检疫处、道路关卡等。②户外媒体科普，如灯箱灯牌、公益广告位、横幅、LED 屏幕投放等。③发放或张贴科普性质的宣传单或手册等。线下心理科普方式主要适用于第三、第四级人群。

其中，面对面科普宣传的人力需求大、聚集度高、传染风险高，因此不建议在目前情况下开展长时间的面对面科普，如线下授课、讲座、心理支持团体等。短时间的简单科普可以在社区工作站、小区检疫处、道路关卡等处进行，但需注意人员防护、持续时间也尽可能短，以分发书面资料或介绍获取科普信息的渠道为主，而非直接传达心理健康教育信息，可以灵活运用二维码等无接触式电子方式推广宣传。

户外媒体科普可以使用标语、口号等精简但振奋人心的语言，缓解人群的情绪压力。在乡镇农村，横幅的使用更为便捷。简明易懂的横幅宣传也能提高人群的防疫警觉性，同时幽默风趣的语言可以让人"行动上紧张，心态上放松"。

在网络不便的情况下或有重要科普信息需要传达时，发放或张贴科普性质的宣传单或宣传手册也是一种可行方案。宣传单或宣传手册可以张贴在人流量较大处，或设置取用点以便随取随用。

四) 心理援助中的科普工作

除以上三种科普方式外，在心理援助中也需要纳入适当的心理教育和心理科普。当前，面向第二、三、四级人群的主要心理援助方式为电话热线或网络平台。不同于一般心理咨询或心理治疗，电话和网络心理援助的特点为需求量大，每次通话时间较短，接线人员不固定，求助者来访次数和设置不固定，求助者无法长期依靠心理援助者获得心理稳定状态。因此，向求助者普及心理健康知识、传授自我调适方法尤为重要。对于第一级人群，在进行心理干预的同时，进行适当科普也是十分必要的，这样有助于他们在心理干预结束后能持续、自助维持心理健康。

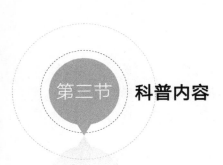

第三节 科普内容

心理科普内容分为四个方面。首先，应该帮助大众学习如何识别自己和亲近个体的心理状态；其次，告知科学评估心理状态的渠道；第三，如果心理问题不严重，能够自我调节，那么应该给他们传授一些自我调节的方法；最后，如果无法靠自己解决，那么应该整理并呈现寻求专业帮助的时机和方法。

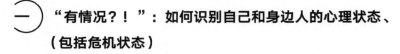

一 "有情况？！"：如何识别自己和身边人的心理状态、（包括危机状态）

无论是患者、医护人员、疫情防控相关人员、患者的亲友，还是受疫情影响的普通公众，学会观察和识别自己的心理状态都是非常重要的。如果身边还有同事、家属、朋友，那么在有能力的情况下也要关注身边人的心理健康，了解心理状态的"非正常信号"，为自己和他人做好预警工作。

（一）疫情下可能的状态

面对 COVID-19 疫情，在疾病、压力和剧变下，我们可能有如下状态。

1. 与平时比，持续时间更长或程度更深的情绪反应，包括：焦虑、紧张、担心、不安、忧虑；害怕、恐惧、恐慌；烦躁、愤怒、不满、失望、易发火、爱抱怨；心情低落、开心不起来、郁闷、对事物缺乏兴趣、无助、无望、痛苦、多次哭泣等。

2.出现与躯体疾病无关，且在疫情前没有的躯体不适，包括：头痛头晕、心率加快、胸闷气急、呼吸不畅；腹部不适、食欲减退、恶心反胃、腹泻、胀气；出汗、尿频尿急；肌肉紧张、四肢乏力、自我感觉发热；入睡困难、失眠、眠浅易醒、多梦、早醒等。

3.认知功能的改变，包括：注意力、记忆力、逻辑思维能力减退；认知偏执，爱"钻牛角尖"，观点固化，拒绝接受外界信息，调整观念、看法；灾难化思维，过度夸大事件的负面后果；强迫思维，如反复回想与疫情有关的事，难以摆脱，产生痛苦感，干扰正常生活；认知偏差，比如选择性关注负面信息，选择性遗忘正面信息等。

4.人际关系的负向改变，包括：与人相处时变得敏感、易怒、易激惹，卷入更多的人际冲突中；相比于疫情前，变得不愿与人建立联结，逃避人际关系。

5.行为改变，包括：过度消沉，如明显比疫情前懒散，无法维持个人卫生等；冲动行为，如冲动购物、过量抽烟饮酒、沉迷赌博等；强迫行为，如反复洗手、清洁；陷入加重情绪问题的不良生活习惯等。

（二）危机下常见的自杀信号

在疫情下，尤其需要警觉自己或他人是否有"危机状况"，比如是否有强烈的消极想法，甚至存在自我伤害、自杀等行为。常见的自杀信号包括以下六个方面的显著改变。

1.性情大变，个性与情绪截然不同，比如外向变内向、沉默寡言、情绪低落、焦躁不安、恐惧、经常哭泣等。

2.行为大变，比如突然开始不去上学、突然抽烟喝酒或沉迷网络、突然与人中断联系等。

3.环境大变，经历了家庭或生活环境的重大变故，如在疫情中失去亲人等。

4.财务大变，将自己的钱财和物品给予他人。

5.身体大变，罹患重病或疾病迁延不愈等。

6.言语大变，突然开始谈论死亡、生命的意义及伤害自己的方式等，或者直接表达"不想活了""活着有什么意思""我死了可能会好一点""我想自杀"等。

如果自己或身边有人存有自杀的想法，一定要立刻告知其监护人、配偶或任何可以信任的人，并尽快取得专业的帮助（至精神科门诊就诊，拨打自杀危机干预热线等）。可以参见来源于浙江心理咨询与心理治疗行业协会的"疫情下的心理干预讲座"系列视频。

疫情下的特殊社会环境

疫情下大众的心理变化

疫情下特殊群体（学生）的心理变化

疫情下特殊群体（残障人士）的心理变化

疫情下特殊群体（公务员）的心理变化

自我心理调控

危机干预技术

二　"什么情况？"：接受心理评估的渠道

如果发现存在上述"拉响警报"的非危机状态，对于第一级人群，需要告诉与自己对接的精神科医生、心理测量师、心理援助团队，由专业人士进行详细评估；对于其他三级人群，要继续自我监测，并在力所能及的范围内进行科学的自我评估。

心理状况的自我监测可以在一天之中的早、中、晚三个时间段分别抽出 5 分钟左右来进行。可以准备笔和笔记本，用于连续记录，写下自己在这三个时间段的情绪；也可以用列表的方式，列出自己感受到的不同情绪、想法、行为、躯体感受，并为其困扰自己的程度按 1 ～ 10 分打分（1 分为没有困扰，10 分为最严重）。如果心理状态的变化没有造成痛苦感，只是发现有异常，那么可以隔天或隔两天进行一次监测，对心理状态保持察觉和警觉性；如果造成显著痛苦或干扰正常生活，那么应每天进行监测，当情况持续变差或无法通过自我调节来改善时，需寻求专业的帮助。

目前，在网络平台（公众号、小程序、手机 APP）上能找到很多临床常用评估量表的可靠电子资源，如果怀疑自己存在抑郁、焦虑、睡眠相关问题等症状，可以通过可信赖的页面或软件进行自我测评；如果结果提示存在相关症状，则可寻求专业的帮助。

可扫描以下二维码进入浙江心理咨询与心理治疗行业协会公众号，点击"在线咨询"进入"心理测评"栏目做在线心理测试。

浙江心理咨询与心理治疗行业协会公众号

"我能做什么？"：不同人群面对疫情状况的自我调节方法

面对压力，不同人群分别有一些可以自己调节心理状态的方法，下面主要介绍四大类人群的应对方式。

（一）确诊患者

对于已入院的确诊患者来说，医护人员会提供及时的心理干预，但患者的自我心理调节也十分重要。

确诊患者可能有一段时间的心理恐慌期，尤其在刚确诊或刚进入隔离病房时，面对新环境可能出现紧张、害怕、不确定感，心跳和呼吸加快、肌肉紧张等状态。此时，可以用放松技巧帮助自己平静下来。放松技巧包括腹式呼吸、数呼吸、渐进式肌肉放松、正念练习等。

患者可以尝试客观、中立地评估自己的处境：既不低估病情、掉以轻心；也不盲目夸大其严重程度，比如认为一旦得病就"必死无疑"。截至目前，COVID-19 的治愈率还是非常高的，死亡率多出现在自身患有基础疾病和免疫力低下的人群，而良好的心态是增强免疫力的非常有力的方法之一。在条件允许的情况下，多学习 COVID-19 的相关知识，了解医学常识，学会自我照顾。掌握科学可靠的疾病相关信息能显著减轻不确定感、迷茫感所造成的焦虑不安，增强掌控感和自我效能感。

出于治疗的需要，确诊患者的大部分时间在床上度过，患者要积极利用这段"空闲时间"来想一些平时没时间细想的事情，比如：回顾工作与生活，分析得失，想想有没有需要调整的地方；回想与家人相处的开心时光，与同事朋友做过的好玩的事；想想平日里忽略的人和事，出院后的计划，对未来的构想等。尽量避免反复思考疾病相关事宜，但如果真的想到了，也要顺其自然，不要刻意回避。如果有负面情绪，要及时表达和发泄。在条件允许时，可以与病友交流沟通或主动向医护人员反映，获得专业心理援助。

（二）一线医护人员

在高强度、高压力的临床工作中，医护人员容易产生应激性情绪反应，在快节奏的一线工作中找到适合自己的步伐。

首先，对自己的状态随时保持觉察，如果出现无法控制的焦躁、悲伤、自责，或过度亢奋、精力过于充沛、认为自己非常能干等反常现象，都需要先停下手头工作，仔细审视自己的内心状态。可以用腹式呼吸、着陆技术等方法让自己安静下来，也可以花 5 分钟休息一下，吃点零食，喝点温水，静静坐一会儿。

此时，可以用积极联想法，主动进入冥想状态，去想象一些令人舒适、放松、愉悦的场景，比如生活中的快乐时光、辽阔美丽的自然风景等，送别负面情绪，拥抱积极的感受。可以找亲近的人（通过打一个简短的电话、发信息、面对面交谈），告诉对方自己目前的感受，请对方只是聆听就好。在继续投入工作前，再次告诉自己，自己目前在做的事很辛苦、很伟大，不是一般人能够做到的，也可以在社交平台上看看留言和评论，看看大家如何向医护人员致敬、给医护人员打气，这些都能帮助自己重拾在忙碌中丢失的职业神圣感，从而充分认识到自身的价值，增添勇气和信心。

以上自我关怀的流程可以从一天的工作中抽离几次来实践，也可以下班后在家里进行。有负面情绪并不可耻，感到无力、难过也不意味着个人或工作的失败。时间和条件允许时，可以做一些平时喜欢的事，可以与人聊天、听音乐、适当运动，也可以找个安全的地方喊一喊、哭一哭。宣泄情绪比压抑情绪更健康。

需要注意的是，对抗疫情是一个长期的过程。在长期"作战"中，医护人员应根据自己的能力合理安排工作时间，每个人能承受的精神和身体压力不同，不能根据他人的情况来要求自己。对于医护人员来说，一定要谨防职业倦怠和耗竭。医护人员只有保护好自己才能保护别人。

（三）疑似患者及隔离人员

疑似患者及居家隔离或统一隔离人员的共同心理特征是焦急、恐惧，有悬而未决感、不确定感，多思多虑或灾难化认知。在等待确诊的过程中，疑似患者可能经历应激三个阶段，即警觉反应、抵抗、衰竭。在比较严重的情况下，如应激反应持续存在，干扰日常工作和生活，并造成痛苦感，则需要寻求专业的帮助。如果负面心理状态持续的时间较短、程度较轻、可自行调节，那么可以尝试以下几种自我调节的方法。

1. 保持适合自己规律的生活方式，正常作息，健康饮食，在固定的节奏中寻找安宁、安全感。切忌慌乱紧张、冲动做事。

2. 减少"信息依赖"，尤其对疫情信息的过度摄取。可以在每天的固定时间获取必要的疫情消息，如药物研发进展、与自己相关的疫情防控措施、个人防疫方法等。不看其他无意义甚至会引起情绪强烈波动的信息。

3. 寻找人际支持。通过电话、微信、视频等与家人、朋友或其他信任的人保持联络，沟通自己的情绪和想法，学习倾诉和聆听。

4. 放松心情，自我减压。可以做些平时喜欢做的事，如唱歌、玩游戏、练瑜伽，也可用情绪放松技巧让自己专注当下，接纳感受。

5. 丰富生活，转移注意力。可以培养一项新的爱好、钻研一个新领域、看一部新电视剧、创造一个新菜式等，拓展自己的知识圈，把精力用在更有趣、有意义的事物上，而不是用来担心害怕。

（四）普通大众

受疫情防控措施的影响，普通大众的日常生活与之前有了很大改变：出门次数变少，外出需全副武装，回家后需清洁衣物和暴露的皮肤；大多数购物、休闲、公共娱乐场所关闭，购买生活用品也没有以前便捷；部分道路封闭，不能随意出城、出村等。这些措施不免让人感觉紧张、压抑，有时会不满、不耐烦，甚至会发火、生气；与此同时，发泄、娱乐、人际往来的途径又显著减少。因此，如何在这段特殊时期安排生活、调节心态是每个人要做的功课。以下是一些调节心态的方法。

1. 保持原有的生活方式，正常作息，健康饮食，适当运动。对于受疫情影响想做却无法做到的事，可以寻找类似事物代替。比如，无法与三五好友相约吃饭聊天，那么可以通过视频群聊天，各自分享在家的趣事、消磨时间的方法，相互倾诉陪伴；无法外出旅行，那么可以先做攻略，搜集美食、美景信息，等疫情结束、交通恢复再踏上旅途。世界上不缺少乐趣，而是缺少发现乐趣的眼睛。

2. 适量获取疫情相关信息，少看易引起情绪强烈波动的信息。可以给自己规定一个时间专门用来看疫情的相关新闻，其他时间可以通过不同渠道获取更多不同信息，比如电视、书籍、电脑、广播，也可以与家人朋友说说话，从他人身上常常也能获取不一样的资讯。在拓宽视野的同时，开阔心胸，虽然"宅"在家里，但心态和精神可以是放松的、自由的。

3. 获取和给予人际支持，与家人、同事、朋友以及其他亲密的人保持联络，沟通情绪和想法，互相支持。

4. 注意情绪、认知、身体状态。在感觉不太舒适时，可以用"安全地"技术、容器技术、蝴蝶拍技术、呼吸放松训练、转向技术、光柱技术、身体扫描、肌肉渐进式放松训练等进行心理自我调适。

"'安全地'技术"音频
（来源：浙大一院精神卫生中心）

"容器技术"音频
（来源：浙大一院精神卫生中心）

"蝴蝶拍技术"音频
（来源：浙大一院精神卫生中心）

"呼吸放松训练"音频
（来源：浙大一院精神卫生中心）

"转向技术"音频
（来源：浙大一院精神卫生中心）

"光柱技术"音频
（来源：浙大一院精神卫生中心）

"身体扫描技术"音频
（来源：浙大一院精神卫生中心）

"肌肉渐进式放松训练"音频
（来源：浙大一院精神卫生中心）

（浙大一院精神卫生中心公众号，
内设"疫情下的自我心理调适"栏目）

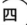

四 "我搞不定，怎么办？"：如何寻求专业帮助

以上自我调适技巧都只适用于情绪困扰不严重、心理状态可自控的情况。无论是自己还是身边人，如果出现负面情绪非常强烈，或者令自己困扰的想法或行为难以控制，或者心理状态已经造成痛苦感、干扰正常的工作生活等情况，一定要寻求专业的帮助。在目前全国共同抗击疫情的环境下，许多地方的精神卫生中心、精神科专科医院、综合医院的精神科或心身科，各大心理咨询组织机构，部分大专院校心理中心等均开通了心理援助热线，方便远程、即时提供心理咨询和心理干预。部分医院还开设了互联网门诊，可在网上问诊精神科、心身科或心理科医生。

尤其需要注意的是，如果自己出现自杀或自伤想法或此类行为，18 岁以下的，要立刻求助监护人；18 岁及以上的，可以立刻求助父母、其他家人、朋友及其他可信任的人。请他们控制住自己的冲动行为，并尽快寻求专业的帮助，包括 24 小时心理危机干预热线电话、疫情相关心理援助和心理支持热线、精神专科医院或有相关科室的综合性医院内的精神科门诊、心理咨询师、心理治疗师、三甲或其他等级医院的互联网门诊等。

（姜德国　周笑一）

参考文献

[1]Embriaco N, Azoulay E, Barrau K, et al. High level of burnout in intensivists: prevalence and associated factors. American Journal of Respiratory & Critical Care Medicine, 2007, 175(7): 686.

[2]Guo J, Liu C, Kong D, et al. The relationship between PTSD and suicidality among Wenchuan earthquake survivors: the role of PTG and social support. Journal of Affective Disorders, 2018, 235: 90-95.

[3]Krug E G, Kresnow M, Peddicord J P, et al. Suicide after natural disasters. The New England Journal of Medicine, 1998, 338(6): 373-378.

[4]Lee S M, Kang W S, Cho A R, et al. Psychological impact of the 2015 MERS outbreak on hospital workers and quarantined hemodialysis patients. Comprehensive Psychiatry, 2018, 87: 123-127.

[5]Lindemann E. Symptomatology and management of acute grief. American Journal of Psychiatry, 1994, 151(6 Suppl): 155-160.

[6]Lötsch F, Schnyder J, Goorhuis A, et al. Neuropsychological long-term sequelae of Ebola virus disease survivors － a systematic review. Travel Medicine and Infectious Disease, 2017, 18: 18-23.

[7]Maunder R G. Was SARS a mental health catastrophe? General Hospital Psychiatry, 2009, 31(4): 316-317.

[8]Maunder R, Hunter J, Vincent L, et al. The immediate psychological and occupational impact of the 2003 SARS outbreak in a teaching hospital. Canadian Medical Association Journal, 2003, 168(10): 1245-1251.

[9]North C S, Hong B A. Project CREST: a new model for mental health intervention after a community disaster. American Journal of Public Health, 2000, 90(7): 1057-1058.

[10]Ogoina D. Behavioural and emotional responses to the 2014 Ebola outbreak in Nigeria: a narrative review. International Health, 2016, 8(1): 5-12.

[11]Roberts A R. Assessment, crisis intervention, and trauma treatment: the integrative ACT intervention model. Brief Treatment and Crisis Intervention, 2002, 2(1): 1-22. doi:10.1093/brief-treatment/2.1.1.

[12]Wong T W, Yau J K, Chan C L, et al. The psychological impact of severe acute respiratory syndrome outbreak on healthcare workers in emergency departments and how they cope. European Journal of Emergency Medicine: Official Journal of the European Society for Emergency Medicine, 2005, 12(1): 13-18.

[13]Wu K K, Chan S K, Ma T M. Posttraumatic stress, anxiety, and depression in survivors of severe acute respiratory syndrome (SARS). Journal of Traumatic Stress: Official Publication of the International Society for Traumatic Stress Studies, 2005, 18(1): 39-42.

[14] 百度疫情实时大数据报告. [2020-02-14]. https://voice.baidu.com/act/newpneumonia/newpneumonia/.

[15] 陈园生，苏琪茹，涂文校，等. 2009 年全球甲型 H1N1 流感流行病学特征分析. 医学与哲学，2009，30（20）：9-11.

[16] 邓永胜. 中国累计报告甲流确诊病例 12.7 余万例死亡 800 例. (2010-04-02)[2020-02-14]. http://www.chinanews.com/jk/jk-jkyf/news/2010/04-02/2206312.shtml.

[17] 丁仲春. 从汶川地震来看我国公共危机心理干预中存在的若干问题. 科技视界，2014，（7）：143-144.

[18] 樊富珉，徐凯文. 危机干预的技术规范与示范. 心理咨询与心理治疗技术操作规范. 北京：科学出版社，2014.

[19] 樊富珉. SARS 危机干预与心理辅导模式初探. 中国心理卫生杂志，2003，（9）：600-602.

[20] 冯杰，王娟. 突发公共卫生事件下医护人员认知、应对和情绪特点的调查. 第三军医大学学报，2006，28（10）：1111-1113.

[21] 国家卫生健康委员会疾病预防控制局. 关于设立应对疫情心理援助热线的通知. 2020 年 2 月 2 日.

[22][英] 海伦·肯纳利（Helen Kennerley）. 战胜焦虑. 施承孙，等，译. 北京：中国轻工业出版社，2000.

[23] 胡鞍钢. " 清华大学 AIDS 与 SARS 国际研讨会 " 上的讲话. (2003-11-11)[2020-02-14]. http://news.sina.com.cn/c/2003-11-11/07161093996s.shtml.

[24] 贾晓明，安芹. 抗疫心理援助热线工作指南（一稿）. 中国心理学会临床心理学注册工作委员会，2020 年 1 月 31 日.

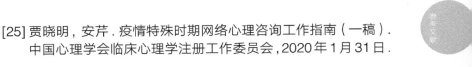

[25] 贾晓明，安芹. 疫情特殊时期网络心理咨询工作指南（一稿）. 中国心理学会临床心理学注册工作委员会，2020 年 1 月 31 日.

[26] 焦建英，胡志，何成森，等. 突发公共卫生事件心理危机干预研究进展. 医学与社会，2014，27（3）：78-81.

[27][美] 理查德·K. 詹姆斯（Richard K. James），伯尔·E. 吉利兰(Burl E. Gilliland). 危机干预策略 [M]. 肖水源等，译. 3 版. 北京：中国轻工业出版社，2000.

[28] 李凌江，张周. 精神创伤急性期危机干预方法评价. 中国心理卫生杂志，2016，30（8）：561-567.

[29] 深圳市委组织部等. 抗击肺炎疫情安心手册. 2020.

[30] 施政，王以豪. 中科院武汉病毒所穷追 SARS"元凶"有新进展，病源蝙蝠可能来自云南洞穴. 武汉晚报，2017 年 12 月 7 日（p17）.

[31] 世界卫生组织. 2009 年甲型 H1N1 流感大流行演变过程. (2010-03)[2020-02-14]. https://www.who.int/influenza/resources/publications/evolution_pandemic_Ah1n1/zh/.

[32] 苏莉，韦波. 突发公共卫生事件下的群体心理反应与干预. 中国行为医学科学，2005，14（12）：1139-1141.

[33] 隋双戈. "简快重建法"在灾后团体心理咨询中的应用. 中华行为医学与脑科学杂志，2009，18（3）：218-219.

[34] 王择青，祝卓宏，朱鸿武，等. SARS 患者临床心理干预模式及疗效评估. 中国心理卫生杂志，2003（9）：587-590.

[35] 向光明，赵川，彭玲. SARS 流行期间隔离观察者心理问题研究. 泸州医学院学报，2005，28（2）：64-65.

[36] 心理干预"简快重建法"第一期认证培训培训手册.广州，2018.

[37] 四川新型冠状病毒肺炎疫情心理干预工作组.新型冠状病毒大众心理防护手册.成都：四川科学技术出版社，2020.

[38] 杨小柳，黄秀琴，何晓冰.从抗 SARS 心理危机干预看综合医院突发公共卫生事件的心理干预方案.中国新医药，2004，3（2）：10-11.

[39] 张亚林，曹玉萍.心理咨询与心理治疗技术操作规范.北京：科学出版社，2019.

[40] 中国心理学会.临床与咨询心理学工作伦理守则.2018.

[41] 朱颖，刘祎.从"非典"到"甲型 H1N1 流感"——中国政府信息公开的变迁.东南传播，2009，9：59-61.